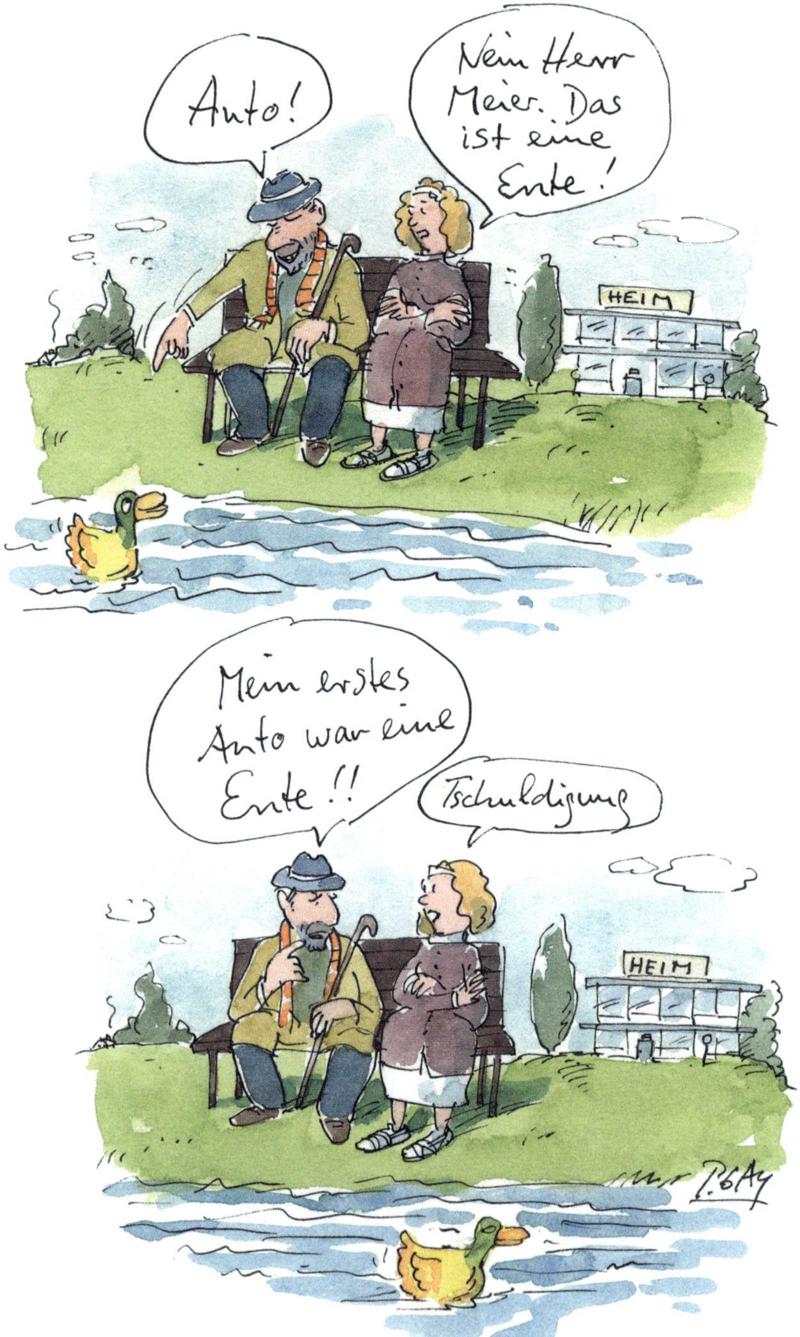
Auto!
Nein Herr Meier. Das ist eine Ente!
HEIM
Mein erstes Auto war eine Ente!!
Tschuldigung
HEIM

Thomas Klie

Peter Gaymann

DEMENSCH

— Texte und Zeichnungen —

medhochzwei

Bibliografische Information der Deutschen Nationalbibliothek.

Die Deutsche Nationalbibliothek verzeichnet diese Publikation in der Deutschen Nationalbibliografie; detaillierte bibliografische Daten sind im Internet über http://dnb.d-nb.de abrufbar.

Bei der Herstellung des Werkes haben wir uns zukunftsbewusst für umweltverträgliche und wiederverwertbare Materialien entschieden. Der Inhalt ist auf elementar chlorfreiem Papier gedruckt.

ISBN 978-3-86216-979-5
2., neu bearbeitete und erweiterte Auflage, April 2023

medhochzwei Verlag GmbH
Alte Eppelheimer Str. 42/1
69115 Heidelberg
E-Mail: info@medhochzwei-verlag.de
Web: www.medhochzwei-verlag.de

A003

Satz und Gestaltung: Büro MAGENTA, Freiburg | Druck: ADverts printing house

De(r)mensch

Ein Leben mit Demenz gehört zu den vielfältigen Variationen der menschlichen Existenz. Und: Demenz ist die Behinderung einer Gesellschaft des langen Lebens. Millionen Menschen sind in Deutschland betroffen – als Erkrankte, als An- und Zugehörige, als Freund*innen und beruflich und professionell Tätige in der Begleitung von Menschen mit Demenz. Im öffentlichen Diskurs ist Demenz mittlerweile präsent und auch uns ist es wichtig, dass das Thema aus der Tabuzone geholt wird. Nur gemeinsam, nur in geteilter Verantwortung, nur in anteilnehmender Aufmerksamkeit und ohne Angst wird uns die kulturelle Herausforderung gelingen, dass ein Leben mit Demenz für alle Beteiligten ein auch immer wieder gutes Leben sein kann.

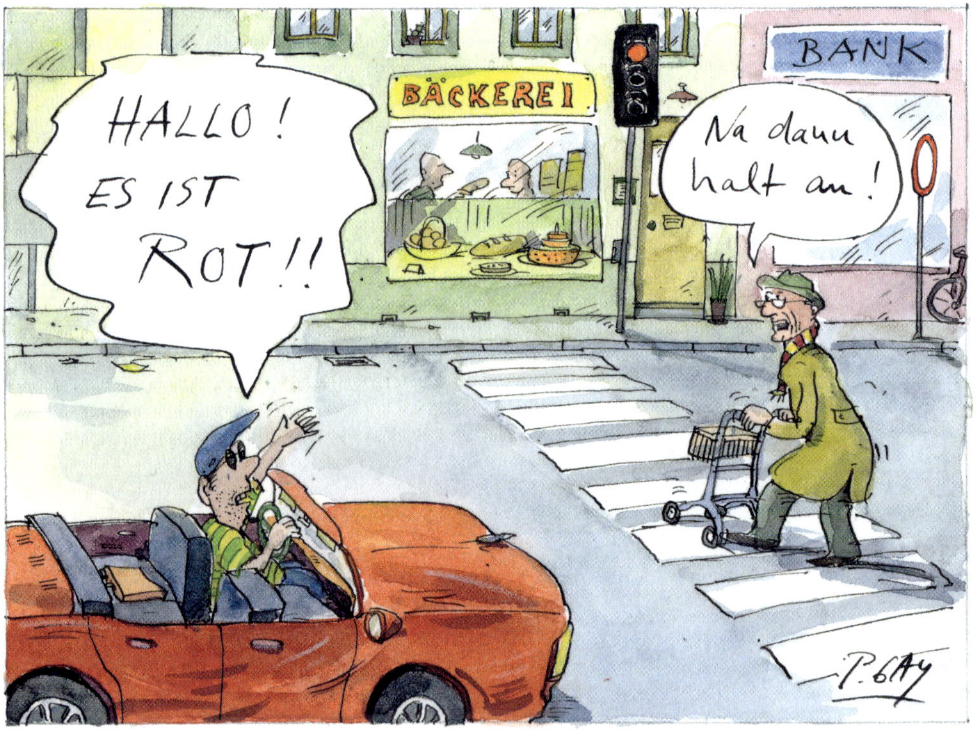

Schon im Vorwort zur ersten Ausgabe haben wir gefragt, ob das Thema Demenz und Humor zusammenpassen. Wir meinen weiterhin ja: Ein menschenfreundlicher Humor ist Ausdruck einer Kultur, die das Thema annimmt, Menschen mit Demenz nicht ausgrenzt, ihnen mit Offenheit begegnet und das allzu Menschliche in der Demenz erkennt. Der Demensch-Kalender ist für viele seit 12 Jahren fester Bestandteil des Schreibtisches. Die Cartoons werden im deutschsprachigen Raum ausgestellt und laden ein, sich im menschenfreundlichen Humor zu üben und neue Sichtweisen auf das Thema Demenz zu richten.

In diesem Buch, an dem sich wieder viele beteiligen – Prominente aus Politik und Kultur, Wissenschaftler*innen, Professionelle, die mit Menschen mit Demenz arbeiten und Verantwortung tragen, Angehörige und ehrenamtlich Tätige – werden diese Cartoons mit Texten zum Thema Demenz verwoben, die ihrerseits zu einem offenen und vielfältigen Blick auf Demenz einladen.

Das Buch ist in drei Kapitel strukturiert. Marianne Koch informiert im Kapitel Demenz über das, was wir unter medizinischen Gesichtspunkten über Demenz wissen sollten. Im Text von Patrick Schuchter wird der Humor in seiner philosophischen Bedeutung ausgeleuchtet. Im abschließenden Kapitel geht es um das Menschsein unter Bedingungen von Demenz und die vielen Facetten der Demenz.

Wir danken all jenen, die uns ermutigt haben, das Buch in eine zweite Ausgabe zu bringen, all denen, die sich mit ihren Texten beteiligt haben – Texte, die meist auch sehr Persönliches beinhalten und aussagen.

Wir wünschen den Leser*innen manche Einsichten, Ermutigung und Freude an Pointen als auch tiefere Einblicke in das, womit uns Demenz konfrontiert und die uns Humor erschließen kann.

Thomas Klie

Peter Gaymann

Alzheimer – Was wir wissen müssen und wie wir damit umgehen können *von Dr. Marianne Koch*

Keine Frage – wir, und erst recht unsere Kinder und Enkel, werden wohl ein höheres Lebensalter erreichen als noch unsere Eltern. Von zehn bis fünfzehn Jahren zusätzlich sprechen die Altersforscher. Eigentlich müssten wir uns alle darüber freuen, müssten richtig feiern und das längere Leben genießen. Umso mehr, als es sich herausgestellt hat, dass länger leben nicht automatisch längere Hinfälligkeit oder Pflegebedürftigkeit bedeutet, sondern dass die Abnahme von Lebenskraft, die dem Tod notwendigerweise vorausgeht, eben um Jahre später einsetzt.

Von wegen feiern.

In Wirklichkeit wird das Älterwerden der Menschen immer noch als Makel angesehen, als schwere Bürde, die nicht nur dem Einzelnen, sondern der ganzen Gesellschaft auferlegt ist. Wenn man dem Wort – wie ich meine: dem Unwort – von der »Überalterten Gesellschaft« nachhört, so verbirgt sich darin der kollektive Vorwurf, dass wir Älteren leider nicht rechtzeitig abdanken. Es geht dabei sicher zunächst um das Rentenproblem, aber eben nicht nur um dieses. Das Alter an sich, die Veränderungen, die mit den Jahren auf die eine oder andere Weise eintreten, werden in einer immer noch jugendversessenen Gesellschaft abgelehnt, die Konsequenzen, die ein soziologisches und politisches Umdenken dringend erforderten, weitgehend ignoriert. Vor allem aber wird den Einzelnen eine »Wertminderung« suggeriert, sobald sie, oft schon mit 50 oder 55 Jahren, als »beruflich nicht mehr vermittelbar« gelten. Nicht ihre nach wie vor ausgezeichneten Fähigkeiten werden gefördert. Gefördert werden ihre Ängste.

Ängste vor Unselbständigkeit, vor Ausgegrenztsein, vor Armut, vor Einsamkeit, vor Krankheiten. Vor allem aber vor Demenz. Demenz, besonders die Alzheimer Demenz, ist DAS Schreckgespenst, das hinter jedem vergnügten Älterwerden lauert.

Heribert Prantl hat in seinem bemerkenswerten Editorial in der Osterausgabe der Süddeutschen Zeitung Verständnis mit denen bekundet, die aus Angst vor Demenz freiwillig aus dem Leben scheiden, umso mehr »als die Gesellschaft den Respekt vor dementen Menschen vermissen lässt. Nicht selten erinnert die Pflege der Alten weniger an Pflege als an Strafe dafür, dass sie so alt geworden sind.« Und an einer anderen Stelle sagt er, in einem Vergleich zu der Vorstellung von Hölle, wie sie unsere Vorfahren gefürchtet haben: »Die Hölle heute trägt den Namen Alzheimer, sie heißt Pflegeheim /Demenz-Station.«

Nun ist es in der Tat so, dass die längere Lebensdauer durchaus eine höhere Wahrscheinlichkeit mit sich bringt, einen Prozess zu erleben, den frühere Generationen meist nicht mehr oder doch viel seltener erfahren haben: den schleichenden Abbau des Intellekts, den Verlust kognitiver, später auch körperlicher Fähigkeiten und womöglich die Verwandlung in persönlichkeits- und erinnungslose Menschen, die kein selbstbestimmtes Leben mehr führen können.

Dass man inzwischen von einer kommenden »Volkskrankheit« spricht, dass die WHO fast eine Verdoppelung der weltweiten Fälle bis 2030 voraussieht, scheint mir allerdings als eine zu pessimistische Prognose. Solche gesundheitspolitischen Hochrechnungen kranken daran, dass sie den Fortschritt der Medizin, die bessere Prophylaxe oder sogar wirksame Therapieansätze nicht in ihr Kalkül einbeziehen können.

Die Frage ist nun: Was können wir tun, um mit der Angst vor der Alzheimerkrankheit, aber auch mit der realen Bedrohung durch sie besser umzugehen? Ich denke, wie immer ist es zunächst eine genauere Kenntnis der Fakten, die uns helfen könnte. Diese zusammenzufassen, werde ich mich jetzt bemühen.

Die erste Erkenntnis lautet allerdings: Wir wissen immer noch nicht genau, was die Alzheimerkrankheit wirklich ist. Es gibt keinen sicheren Parameter, keinen Laborwert, keinen CT-Befund, der eine wirklich eindeutige Diagnose zulässt. Hohe Wahrscheinlichkeit: ja, aber eben keine absolute Sicherheit.

Selbst die schon von dem Erstbeschreiber der Krankheit, Alois Alzheimer, im Jahr 1906 publizierten Befunde, nämlich die im Gehirn von verstorbenen Demenzpatienten massenhaft gefundenen reiskornartigen Eiweiß-Plaques, Ablagerungen von ß-Amyloid, gelten heute zwar als wahrscheinliche, jedoch nicht mehr als die gesicherte Ursache der Krankheit; findet man sie doch auch bei Menschen, deren geistige Fähigkeiten bis zum Schluss vorhanden waren.

Ganz wichtig ist, dass man nicht jede momentane Gedächtnisstörung, jede Unkonzentriertheit, jedes Suchen nach einem bestimmten Namen, jedes »Es liegt mir auf der Zunge«, wie es bei jedem Menschen, besonders bei Älteren ständig vorkommt, sofort mit dem Begriff »beginnende Demenz« belegt.

Die Alzheimer Demenz ist letztlich eine Ausschluss-Diagnose. Das heißt, dass wir bei jedem Patienten, dessen Hirnleistungen, vor allem aber dessen Gedächtnis deutlich, und ich meine deutlich! nachzulassen beginnt, all die möglichen Krankheiten erwägen und ausschließen müssen, die ebenfalls solche kognitiven Einbußen zur Folge haben können, die man aber oft sehr gut behandeln kann.
Dazu gehört eine Unterfunktion der Schilddrüse. Die Schilddrüse regelt unseren Stoffwechsel. Ein Zuwenig an Schilddrüsenhormonen verursacht unter anderem eine schwere geistige Behinderung, manchmal bis zur Verblödung.
Ausschließen muss man auch eine Depression. Menschen mit einer schweren Depression haben oft starke Gedächtnisstörungen, hinter denen man einen Mangel an bestimmten Hirnbotenstoffen als Ursache vermutet. Wird die Depression richtig behandelt, dann kommen die entsprechenden Fähigkeiten wieder zurück.
Die wichtigste Differenzialdiagnose zur Alzheimer Krankheit ist die Vaskuläre Demenz. Es handelt sich um allgemeine Veränderungen der Arterien, wie sie bei einer Arteriosklerose die Herzkranzgefäße, die Nierengefäße, aber eben auch die Blutgefäße des Gehirns betreffen. Das Gehirn ist das Körperorgan, das die relativ meiste Energie in Form von Sauerstoff und Nährstoffen braucht. Wenn gerade die Zig-Tausende von kleinsten Arterien verändert, verengt oder durch Ablagerungen blockiert sind und nicht mehr genügend Blut transportieren können, dann kommt es zum diffusen Absterben der Gehirnzellen, zum sogenannten Multi-Infarkt-Syndrom, das dann wiederum die Symptome einer Demenz verursachen kann.
Eine solche vaskuläre, also Blutgefäß-bedingte Störung der Hirnfunktion kann durch entsprechende durchblutungsfördernde Maßnahmen und Behandlung der auslösenden Risikofaktoren – hoher Blutdruck, hohes Cholesterin, Rauchen, Diabetes – oft zum Stillstand gebracht werden. Das ist ein entscheidender Unterschied zur Alzheimerkrankheit.
Andere Auslöser für entsprechende Hirnleistungsstörungen sind auch Alkoholismus oder ein gravierender Mangel an Vitamin B12 oder Folsäure; und auch ein Schlaganfall oder die Parkinson-Krankheit kann Demenz-Symptome verursachen.
Erst wenn diese möglichen Gründe für das Abnehmen von Gehirnfunktionen ausgeschlossen sind, und wenn die neueste bildgebende Diagnostik des Gehirns auf Alzheimer Demenz hinweist, kann man die Diagnose sicher stellen. Vor allem wenn eine kontinuierliche Verschlechterung der Hirnleistung zu beob-

achten ist. Wobei die deutliche Mehrzahl von Demenzfällen tatsächlich durch Alzheimer verursacht wird. Um die Krankheit selbst, aber auch die Möglichkeiten, sich vor ihr zu schützen, besser zu verstehen, muss ich ein wenig ausholen.

Wir besitzen ungefähr 100 Milliarden Hirnzellen, die bereits bei unserer Geburt vorhanden sind. Außer denen, die für das Überleben eines Säuglings wichtig sind, wie Herz-, Lunge-, Kreislauf-Steuerung und Hunger-Durst-Kälte-Empfindungen samt der Fähigkeit, diese Bedürfnisse kundzutun, sind die große Mehrzahl der Zellen noch nicht programmiert und werden erst mit der zunehmenden Wahrnehmung der Welt und dem beginnenden Bewusstsein des Ich mit Informationen belegt. So entstehen das Bilderarchiv, das Tonarchiv, die Sprache, die Fähigkeit zu Lesen, zu Schreiben, unsere Persönlichkeit, unsere Überzeugungen und all die anderen Dinge, die wir im Lauf des Lebens erfahren und gespeichert haben, aber auch die motorischen Fähigkeiten wie Laufen oder Radfahren, deren komplexe Nerven-Muskel-Koordination eben auch im Gedächtnis verankert wird, sodass wir sie unbewusst ausführen können. Dabei hört der Vorgang des Lernens nie auf – und so ist auch unser Gehirn von gestern ein anderes als unser Gehirn von heute oder von morgen. Wir sprechen dabei von Neuroplastizität und das Prinzip gilt normalerweise bis zum Lebensende.

Ermöglicht werden die komplexen Denkvorgänge und Gedächtnisleistungen durch die Verbindungen dieser 100 Milliarden Nervenzellen untereinander. Genauer: Jede dieser Zellen ist mit ca. 10.000 anderen »verschaltet«. Die Verbindungen gehen über besondere Kontaktstellen, die Synapsen, an denen die Übertragung der Informationen in schier unvorstellbarer Geschwindigkeit erfolgt. Und das, obwohl der Vorgang nicht ganz einfach ist: Die Nachrichten werden nicht nur durch elektrische Impulse, sondern auch durch Botenstoffe übertragen, also durch chemische Substanzen – zum Beispiel Dopamin –, die dann sofort wieder abgebaut werden müssen, damit die Zelle bereit ist für neue Informationen.

Es gibt feste Verbindungen zwischen den Nervenzellen. Die meisten Synapsen, also die Kontaktstellen der Nerven, ändern sich aber ständig. Sie sind die eigentlichen Variablen, die Orte, an denen die ganze Vielfältigkeit unseres Denkens stattfindet. Das Tückische ist, dass sich diese Verbindungen zwar rasend schnell aufbauen, sobald man etwas Neues lernt, dass sie aber schwächer oder sogar abgebaut werden, wenn man sie nicht benützt. Und so ist auch das Nachlassen des Gedächtnisses, das viele Ältere beklagen, in erster Linie Mangel an Training.

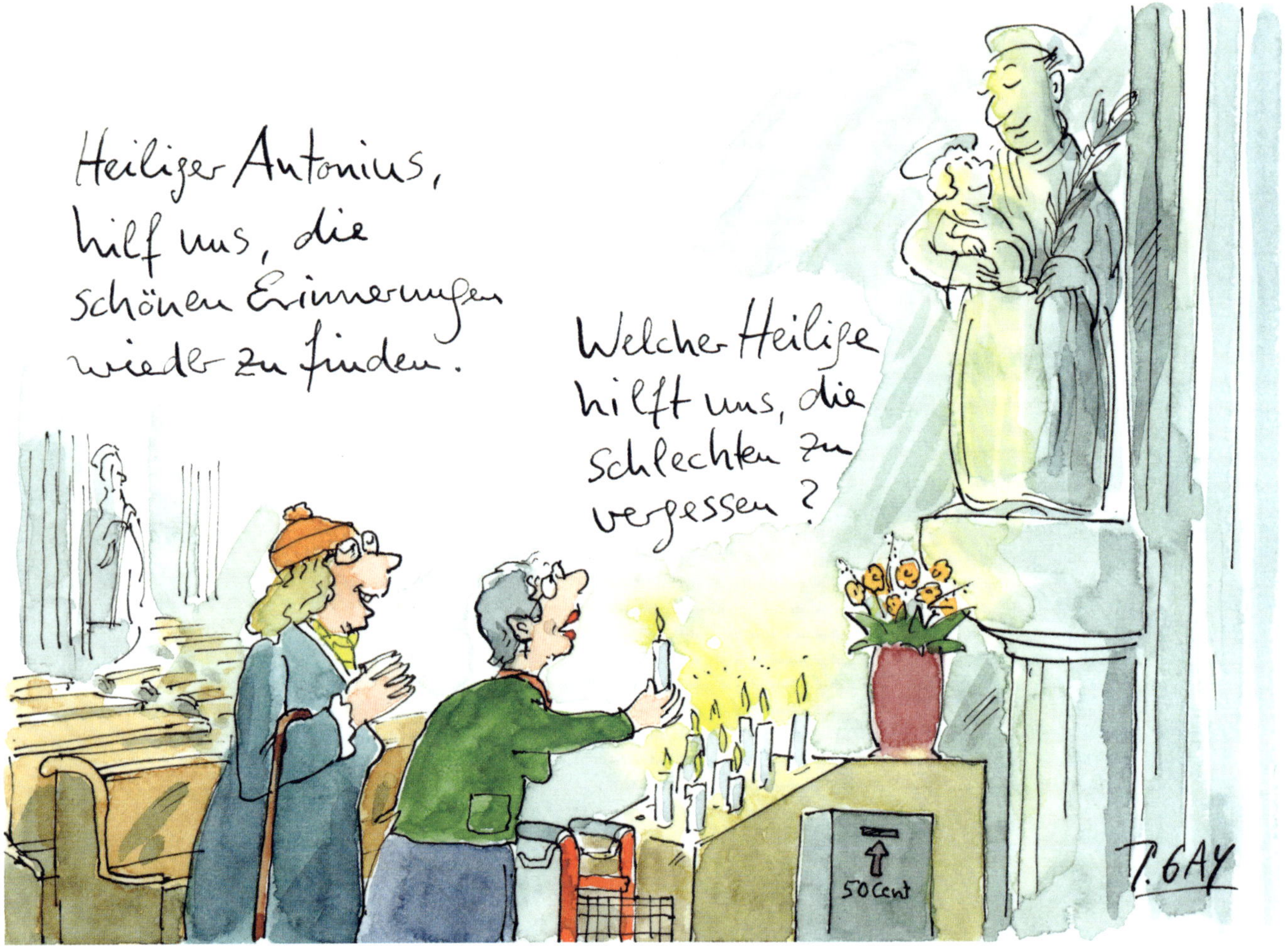
Heiliger Antonius, hilf uns, die schönen Erinnerungen wieder zu finden.
Welcher Heilige hilft uns, die schlechten zu vergessen?
50 Cent
P. GAY

Denn selbst wenn normalerweise mit dem Älterwerden eine gewisse Zahl von Neuronen, also Nervenzellen, untergehen, kann man deren Verlust durch die Schaffung neuer Synapsen meist gut kompensieren. Wie gesagt, durch Lernen, vor allem, wenn man neue Dinge lernt, sich auf neue Situationen einlässt. Diese Erkenntnis ist noch nicht so alt und war selbst für Neurowissenschaftler revolutionär. Denn die Idee, dass sich das Gehirn weiterentwickelt, während es altert, war nicht nur neu, sondern irgendwie unerhört. Bei der Alzheimerkrankheit sind es zunächst diese Verbindungsstellen, die nicht mehr funktionstüchtig sind, weil sich das krankmachende Material, das ß-Amyloid, wie eine schwere Haube über die Kontaktstellen ausbreitet und sie erstickt, sodass die Kommunikation der Zellen untereinander nicht mehr funktioniert, bevor die Zellen selbst dann absterben. Ohne Kommunikation der Zellen aber gibt es kein Gedächtnis und ohne Gedächtnis gibt es kein Erkennen mehr.

Die Neurowissenschaft hat allerdings inzwischen ziemlich klare Aussagen über die Möglichkeiten gemacht, wie man sich grundsätzlich vor der Krankheit schützen, bzw. wie man das Auftreten der Symptome zumindest zeitlich hinausschieben kann.

Das Wichtigste sei geistige Aktivität – und zwar möglichst von Jugend an. Man vermutet, dass dadurch eine viel größere Zahl von Hirnzellen programmiert, und dass eine sogenannte »Kognitive Reserve« gebildet wird, die dann in Anspruch genommen wird, wenn schon ein Teil der Zellen abgestorben ist.

Ein weiterer wichtiger Schutzfaktor ist die regelmäßige körperliche Aktivität, von der man weiß, dass sie alle Stoffwechselvorgänge, aber auch die Bildung von Transmitterstoffen im Gehirn anregt. Schon bei einem mäßigen Ausdauertraining, also flottem Spazierengehen, Wandern, Walking, Schwimmen kann man höhere Anteile von Gehirnbotenstoffen nachweisen: Endorphine und Cannabinoide, die »Glückshormone«, daneben Serotonin, das Depressionen vertreibt, aber eben auch Dopamin, das an den Synapsen gebraucht wird.

Die Ernährung spielt eine Rolle, weil frisches Gemüse, Obst und Vollkornprodukte mit ihrem Gehalt an Vitaminen und sekundären Pflanzenstoffen den Abbau der freien Radikalen, des Zell-Mülls, begünstigen. Einige Studien sprechen für die Senkung eines zu hohen Cholesterinspiegels, da Cholesterin bei der Synthese von Amyloid eine Rolle spielt. Dass man nicht Rauchen und einen erhöhten Blutdruck normalisieren sollte, versteht sich von selbst.

Mit am Wichtigsten gelten, vor allem bei älteren Menschen, die sozialen Kontakte. Ein Mensch, der nicht täglich mit anderen kommuniziert, der nicht eingebunden ist in eine Gemeinschaft, sei es Familie, Freundeskreis oder eine religiöse oder säkulare Gemeinde, gerät auch ohne Alzheimerkrankheit in einen Zustand der Einsamkeit, der sich verheerend auf seine kognitiven Fähigkeiten auswirkt. Soziale Kompetenz ist aber auch ein nachgewiesener Schutzfaktor gegen Demenz.

Was aber passiert, wenn die Krankheit tatsächlich ausbricht?

Ich erinnere mich noch sehr gut an den Ehepartner einer Patientin, der in meiner Praxis Rat suchte. Er berichtete, dass seine Frau anfangs nur ein wenig in ihrem Wesen verändert schien. Sie sei stiller gewesen, in sich gekehrt, konnte sich über nichts mehr richtig freuen. Er und die Kinder dachten, das sei eine vorübergehende seelische Verstimmung, die sich von selbst wieder geben würde. Bis er sie, ungefähr ein halbes Jahr später, zufällig beobachtete, als sie den Tisch deckte. Sie brauchte eine Ewigkeit dazu und meinte dann, es sei merkwürdig, aber sie könne sich nicht mehr daran erinnern, ob sie die kleinen Teller auf die großen stellen müsste oder umgekehrt. Er sei damals sehr erschrocken, aber sie hätten dann beide darüber gelacht wie über einen Witz, und die Sache verdrängt. Bis es dann nicht mehr zu übersehen war, dass ihre Fähigkeit zu denken, langsam erlosch.

Dieser Mann hat seine Frau jahrelang zu Hause betreut; hat sie ins Badezimmer geführt, weil sie sich in der Wohnung nicht mehr orientieren konnte, hat ihr hundertmal am Tag gesagt, wie spät es sei, obwohl er sah, dass sie Uhrzeit und Tagesablauf nicht mehr begriff, hat ihre Ängste und den Verlust ihrer Persönlichkeit bis zur Erschöpfung ertragen und sie in diese fremde Welt begleitet, in der kein Erkennen möglich ist, weil es kein Erinnern gibt. Erst ganz spät konnte man ihn dazu überreden, sie in ein Heim zu geben.

Trotz aller weltweiten Forschung sind wir Ärzte immer noch weitgehend hilflos, wenn es um die Alzheimerkrankheit geht. Man kann in den Anfangsjahren – die Dauer der Krankheit bis zum Tod ist unterschiedlich: Man spricht von drei bis neun Jahren – die schon erwähnten Medikamente verschreiben, so genannte Cholinesterase-Hemmer, die eine längere Wirkung der Transmitterstoffe an den Nervenverbindungsstellen bewirken. Damit verlangsamt sich das Fortschreiten der Krankheit in aller Regel – wirklich aufhalten kann man sie damit nicht.

Eine Zeitlang versprach man sich viel von einer Impfung gegen die Bildung von Amyloid-Beta, die im Tierversuch sehr ermutigende Ergebnisse hatte. Dabei gab es aber so massive Nebenwirkungen – bis hin zu Todesfällen – dass man die Hoffnung in dieses Prinzip wieder aufgeben musste – zumindest vorerst.

Ginkgo-Präparate scheinen bei manchen einen positiven Einfluss zu haben; eine gesicherte Wirkung aber hat man bis heute nicht nachgewiesen. Derzeit sind Antikörper gegen das ß-Amyloid in klinischer Erprobung – eine viel versprechende Therapie. Noch handelt es sich aber um Studien, die vielleicht einmal zu einer Standard-Behandlung führen werden.

Bis dahin bleibt es die Aufgabe der Familien und der Gesellschaft, sich um die Kranken zu kümmern und sie zu umsorgen und zu begleiten, so gut es geht, auch wenn die geliebten Menschen nach und nach zu Fremden werden.

Was kann uns – denn jeden von uns kann es treffen – dabei helfen?

Und was kann Ihnen, den Kranken, dabei helfen?

Ich habe vor mehreren Jahren zusammen mit einer Band von geistig behinderten Jugendlichen – die meisten mit Down-Syndrom – eine Fernsehsendung gemacht. An die Tage, an denen wir zusammen arbeiteten, probten, denke ich mit einer großen Freude zurück. Nicht nur, weil die jungen Musiker mit einer unglaublichen Begeisterung bei der Sache waren, sondern weil sie mich etwas gelehrt haben, was ich nie wieder vergessen habe: Sie konnten die Welt nicht mit dem Verstand erfassen, das war klar. Aber sie haben die Welt mit ihren Sinnen erfasst und mit ihren Gefühlen. Und da stellte es sich heraus, dass diese ihre Welt mindestens so vielfältig, farbig und beeindruckend war, wie die, die wir kennen.

Der Schriftsteller Thomas Vasek schrieb vor ein paar Monaten in einem langen Essay in der ZEIT: »Die Alzheimerkrankheit rührt auch an unser Menschenbild, das sich einseitig am kognitiven Leistungsvermögen orientiert: Wer geistig nicht mehr folgen, wer nicht mehr sinnvoll kommunizieren kann, der droht aus der menschlichen Gemeinschaft herauszufallen. (…) Dabei hat die Wissenschaft gerade erst begonnen, das persönliche Erleben von Demenzkranken zu erforschen – ihre Ängste, ihre Freuden, ihren Blick auf die Welt.« Und der bekannte Gerontologe Andreas Kruse, der ebenfalls über die Innenwelt von Demenzkranken forscht, sagt: »Auch schwerst demenzkranke Menschen verfügen über ein höchst differenziertes emotionales Erleben.«

Wenn wir Alzheimer Patienten betreuen, dann müssen wir in ihre Welt eintauchen, die sich, zugegeben, immer mehr verengt, vielleicht verdüstert, vielleicht ganz verschwindet.

Wir müssen es als selbstverständlich ansehen – und ich denke, das muss vor allem die Gesellschaft erst noch lernen –, dass jeder Mensch, auch der, dessen intellektuelle Fähigkeiten verloren sind, eine Würde hat, und dass es gilt, diese Würde zu verteidigen. Würde kann ich aber nicht verteidigen, wenn die Heime nicht menschen-würdig sind, wenn das Personal zu knapp, zu wenig geschult und zu schlecht bezahlt ist. Ich brauche nicht die Bergpredigt zu zitieren, in der den »Armen im Geiste« das Himmelreich versprochen wird. Ich möchte nur ganz zaghaft daran erinnern, dass jeder von uns eine Art von Sinnsuche in seinem Leben betreibt. Die Wissenschaft hat uns gelehrt, dass auch Menschen mit Demenz nach wie vor auf dieser Sinnsuche sind.

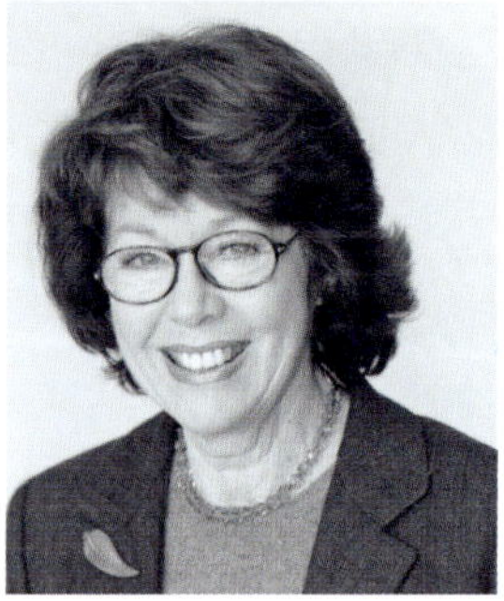
© privat

Dr. Marianne Koch

Jahrgang 1931, mit 17 Jahren Beginn Medizinstudium, das sie nach dem Physikum unterbrach. In den folgenden 20 Jahren internationale Filmkarriere. Bundesfilmpreis. 1971 Wiederaufnahme des Studiums an der LMU München. Approbation und Promotion 1976/77. Danach Fachärztin für Innere Medizin mit Hausarzt-Praxis in München. Ab 1998 Medizinjournalistin, Autorin mehrerer populärmedizinischer Bücher, zuletzt »Alt werde ich später«. Seit 2000 Expertin in der wöchentlichen Sendung »Gesundheitsgespräch« im BR.

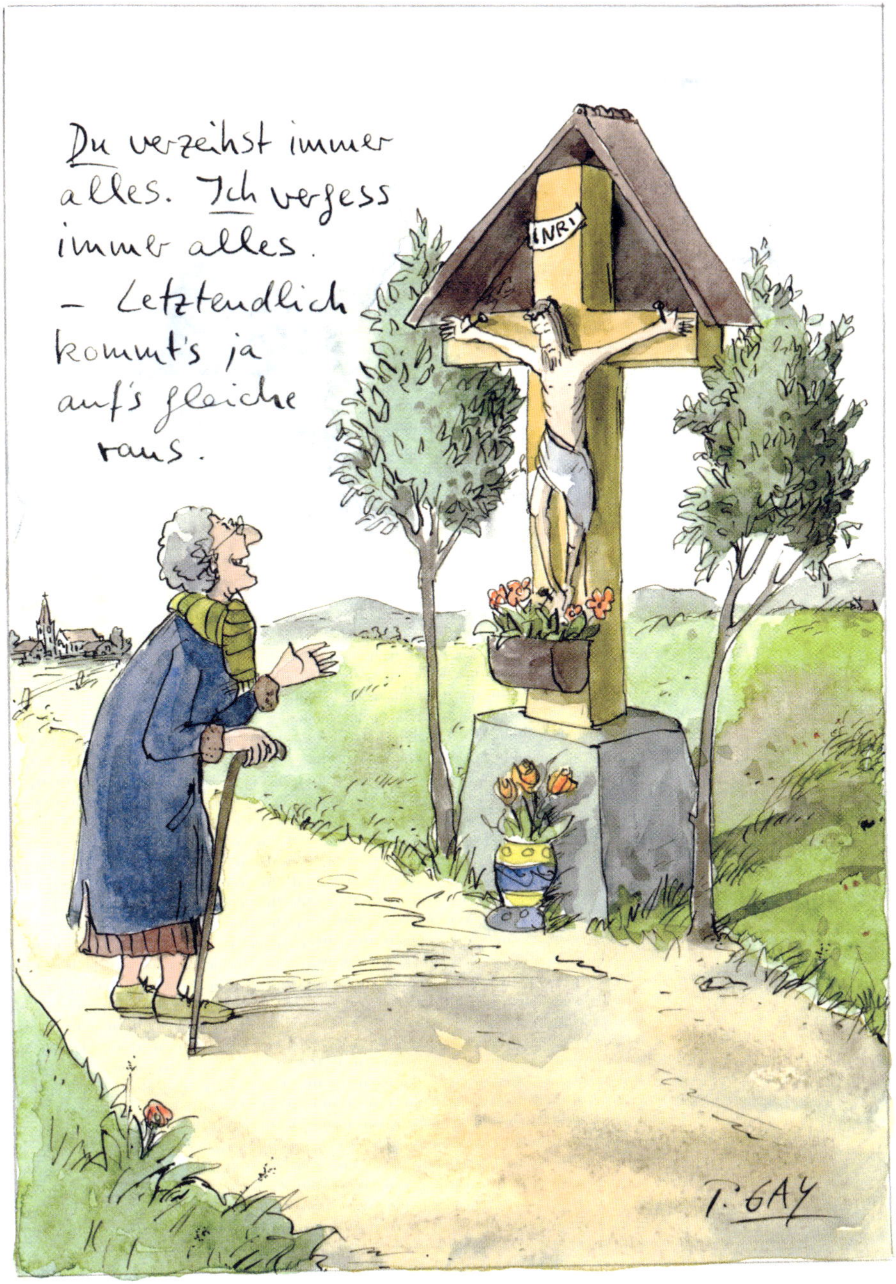
Du verzeihst immer alles. Ich vergess immer alles. – Letztendlich kommt's ja auf's gleiche raus.
INRI
P. GAY

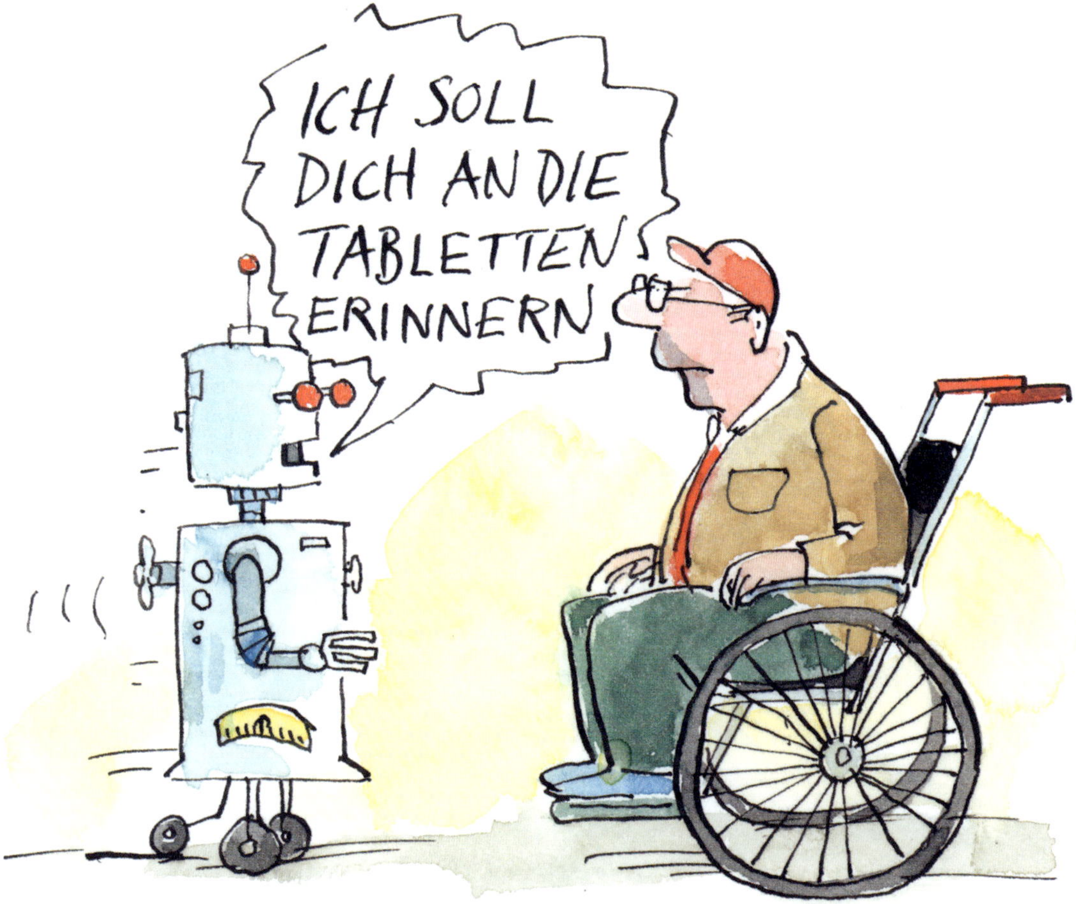
ICH SOLL DICH AN DIE TABLETTEN ERINNERN

»Sie sind ja so grün!« – Geistesblitz und Lebenswitz *von Dr. Margrit Ott*

Nach einer längeren Abwesenheitsphase besuchte ich eine Demenzwohngruppe. Bereits am Eingang kam eine mir unbekannte Bewohnerin strahlend und zielstrebig auf mich zu, drückte meine Hand und begrüßte mich überschwänglich und herzlichst mit den Worten: »Ist das schön, wir haben uns ja eine Ewigkeit nicht mehr gesehen!« Auf meine Erwiderung, ich käme gerade aus dem Urlaub, antwortete sie: »Das stimmt, sie sind ja so...« – da kam sie ins Stocken und machte eine Pause; offensichtlich suchte sie nach dem zutreffenden Wort, strich mit den Händen über ihre Wangen, zeigte in Richtung meines Gesichts, um dann – sichtlich erleichtert und strahlend im Brustton der Überzeugung fortzufahren: »Sie sind ja so grün!«

Besuch einer weiteren Demenzwohngruppe: Eine Bewohnerin zeigte im Rahmen einer ausgeprägten nächtlichen Umtriebigkeit und Schaffensphase – sie beschäftigte sich ausgiebig mit dem Aus- und Einräumen ihres Kleiderschrankes – einen verstärkten Harndrang. In Verkennung des wahren Ortes der Toilette urinierte sie häufig in verschiedene Bereiche ihrer Wohnung und auf ihren nächtlichen Spaziergängen in die Gemeinschaftsräume bzw. Mitbewohnerzimmer. Begleitete Toilettengänge in regelmäßigen Abständen sowie das Tragen von Inkontinenzeinlagen lehnte sie (als selbstbestimmte und auf ihre Autonomie bedachte Person) vehement und jeweils entschieden ab. Dennoch waren am Morgen regelmäßig Pfützen an unterschiedlichen Stellen zu finden, in welchen sie während ihrer Nachtaktivitäten immer wieder auszurutschen drohte. In ihrem Leben war sie lokalpolitisch aktiv gewesen und hatte sich für die sozialen Belange der Bürger stark gemacht. Eines Morgens erklärte sie empört, »dass dies hier unhaltbare Zustände seien: überall Pfützen! Das Dach sei undicht und es müsse hereingeregnet haben!«

Diese kleinen Episoden aus dem Alltag zeigen, wie mit Geistesgegenwart, Lebenswitz, Phantasie und Kreativität Lösungen gefunden werden. Dabei spielen der persönlich-biografische Hintergrund und eigene Erfahrungen stets eine wichtige Rolle und werden mit der aktuell subjektiven Wahrnehmung kombiniert und bilden, ja konstituieren, eine eigene Wirklichkeit.

Ein »Bewußtsein für die veränderte Wahrnehmung« besteht nicht immer – die zu Grunde liegenden Ursachen werden externalisiert und so erklärbar gemacht – einer eigenen inneren Logik folgend.

Begegnungen dieser Art zeigen immer wieder aufs Neue, dass Menschen mit Demenz aus der aktuellen Befindlichkeit und Stimmung, dem Hier und Jetzt, heraus handeln können und dabei eine Vertrautheit entsteht, welche unmittelbar, echt und direkt ge- und erlebt wird, getragen von einer Herzlichkeit, welche möglicherweise ohne die bestehende kognitive Einschränkung sich nicht so entfalten könnte.

Selbst bis ins fortgeschrittene Stadium einer Demenz können sich so Gespräche und Dialoge zwischen Menschen mit und ohne Demenz entwickeln. Von außen betrachtet mögen die Gesprächsinhalte nicht immer nachvollziehbar sein – jedoch tut dies der angeregten Unterhaltung und der Intensität der zwischenmenschlichen Beziehung keinen Abbruch.

Entscheidender dürften für eine einvernehmlich geführte Kommunikation die subjektiv erlebte Realität und die damit transportierten Emotionen sein.

Die von »dem gesprochenen Wort« losgelöste nonverbale Ebene der Kommunikation erscheint dabei bedeutsamer: Eine dem Menschen mit Demenz zugewandte, wertschätzende Grundhaltung, welche sich in Gestik, Mimik – eben in der nonverbalen Sprache – ausdrückt, ist viel entscheidender.

Insbesondere wenn die sprachlichen Fähigkeiten nachlassen, kann diese Form der interindividuellen Kommunikation an Bedeutung gewinnen. Diese entsteht nicht selten in den ersten Momenten einer Begegnung über einen offenen, direkten Blickkontakt. Wie oft ist zu beobachten, dass Menschen mit Demenz, die sich als »Person auf Augenhöhe« angesprochen fühlen, sich über diesen »Augenblick« der Begegnung öffnen können. Es ist, als würde ein »Funke« in Form des »Sich-Erkannt-Fühlens, Sich-Angesprochen-Fühlens« überspringen, welche eine unmittelbare Begegnung einleitet.

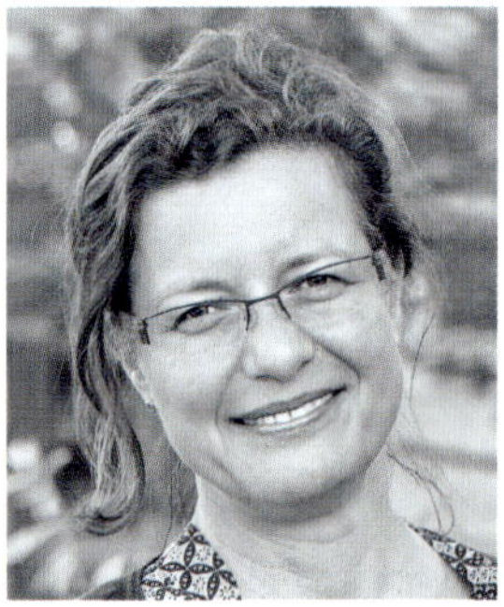

Dr. Margrit Ott

Jahrgang 1962, die Begegnung mit altgewordenen Menschen mit und ohne Demenz steht im Mittelpunkt ihres ärztlichen Handelns. Als Alterspsychiaterin, -psychotherapeutin und -medizinerin leitet sie die gerontopsychiatrische Ambulanz am Zentrum für Geriatrie und Gerontologie der Universitätsklinik Freiburg als Oberärztin. Sie berät, betreut und begleitet Menschen mit Demenz und deren Angehörige zuhause, sowie in Pflegeheimen und Demenzwohngruppen. Vielfältige Vortrags- und Lehrtätigkeit sowie Workshops.

Und genau diese Augenblicke ermöglichen auch humorvolle, slapstick-artige Begegnungen, in denen »der Schalk in den Augen aufblitzt« und sich spontan Situationskomik entwickeln kann – auch bei weit fortgeschrittener Demenz.

Angesichts der immer wieder geäußerten Sorge, die menschliche Würde im Laufe einer Demenz zu verlieren, gewinnen diese Momente an Bedeutung. Über diese basalen Formen der Kommunikation verfügen wir alle. Sie bilden eine gemeinsame Ebene der zwischenmenschlichen Begegnung, in der ein verstehender Kontakt möglich wird und die scheinbar getrennten Welten von Menschen mit und ohne Demenz sich annähern.

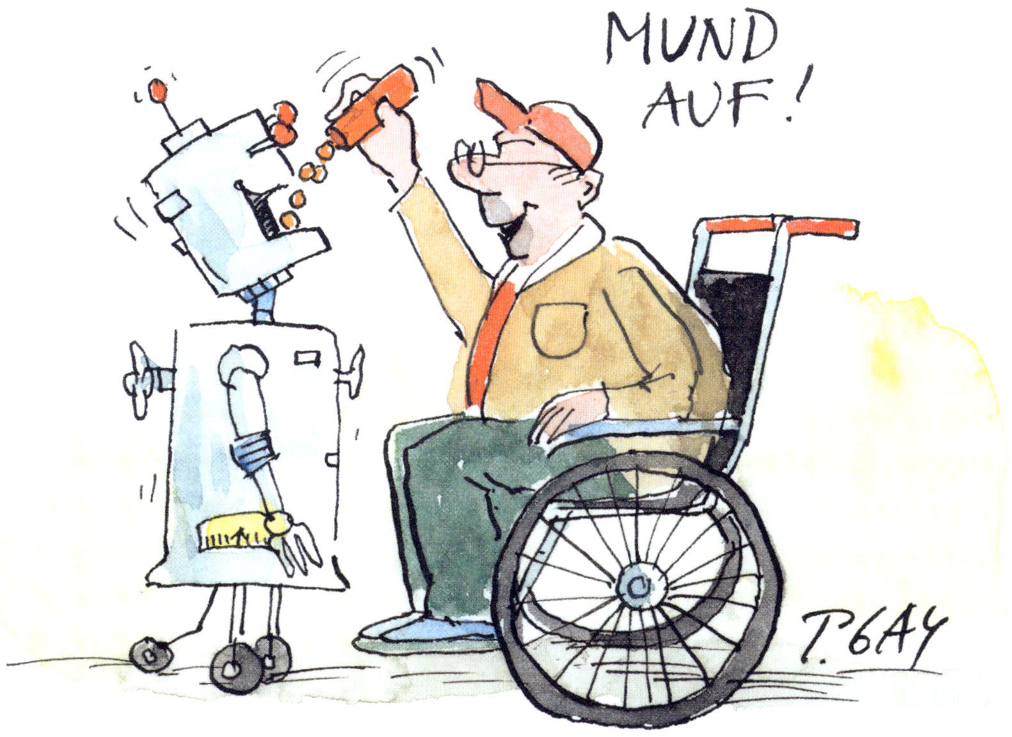

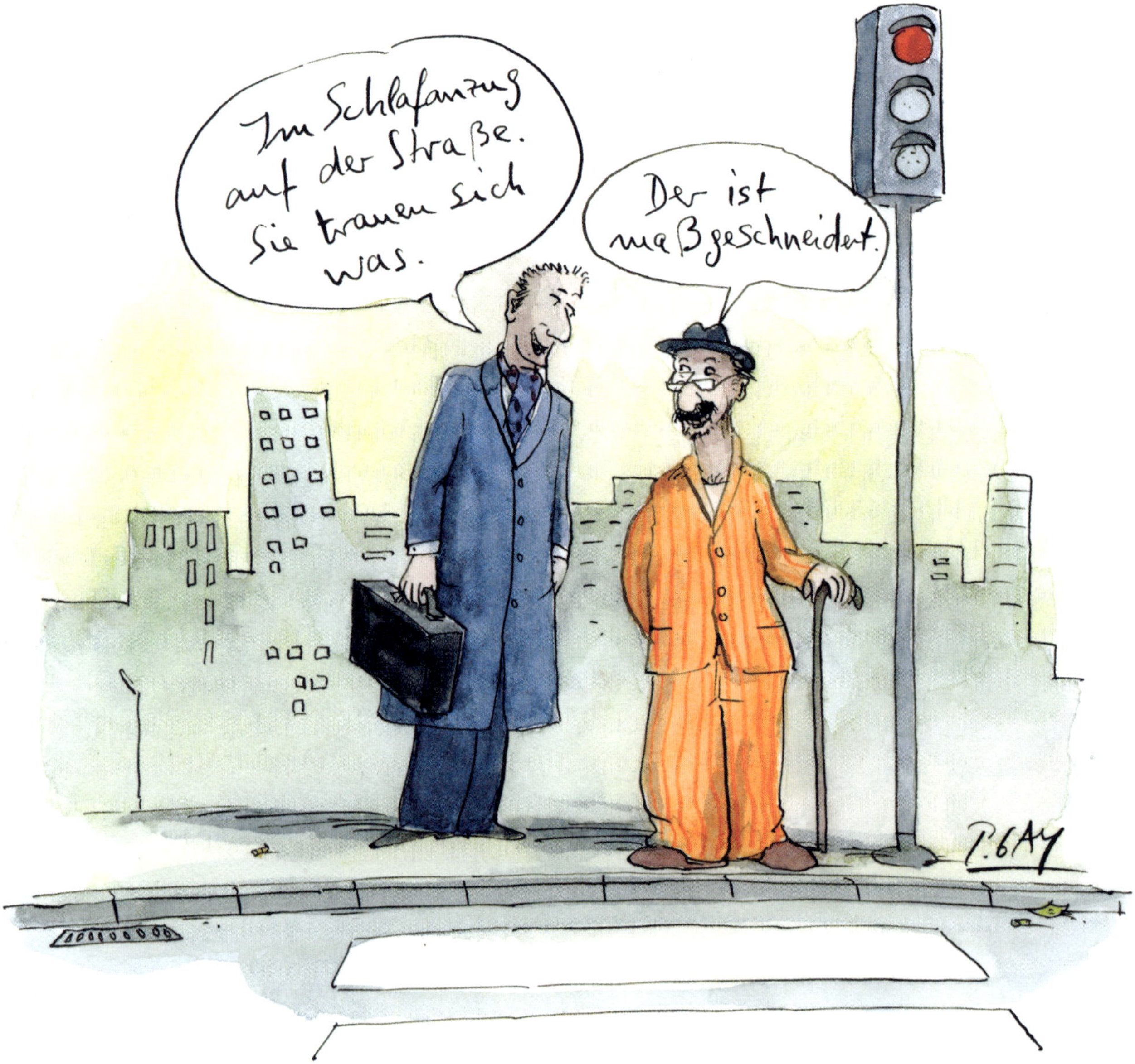

Im Schlafanzug auf der Straße. Sie trauen sich was.
Der ist maßgeschneidert.
P. GAY

Gesundheit und Demenz: zum Umgang mit den Kranken *von Prof. Dr. Adelheid Kuhlmey*

Der demografische Wandel hat die demenziellen Erkrankungen in unseren Alltag gebracht. Heute leben viele, meist alte Frauen und Männer mit einer Demenz unter und mit uns. Die medizinische Grundlagenforschung bemüht sich seit Jahrzehnten, den Ursachen der Demenzen und ihrer medikamentösen Behandlung näher zu kommen – mit bescheidenem Erfolg. Wir sollten unsere Anstrengungen vervielfachen, um den Betroffenen ein angemessenes und weithin gesundes Leben trotz der Erkrankung zu ermöglichen. Was aber ist Gesundheit für Menschen mit Demenz? Der Philosoph Ernst Bloch schreibt: »Gesundheit ist ... überwiegend ein gesellschaftlicher Begriff. Gesundheit wieder herzustellen heißt in Wahrheit: den Kranken zu einer Art von Gesundheit zu bringen, die in der jeweiligen Gesellschaft die jeweils anerkannte ist, ja in der Gesellschaft selbst erst gebildet wird.« Ein bedenkenswerter Ansatz mit Blick auf das noch vorhandene Gesundheitspotenzial eines Demenzkranken. Seine Gesundheit ist nicht Abwesenheit von Krankheit, sondern ein Potenzial, ein »Aktienpaket für Lebensqualität«, das sich in gut gelebten Tagen und Stunden ausdrückt.

Was aber ist Lebensqualität eines Demenzkranken? Und wie kann unser Umgang mit an Demenz erkrankten Menschen dazu beitragen? Mir als Wissenschaftlerin und Gerontologin half die Literatur bei der Beantwortung dieser Fragen. Es gibt inzwischen viele gute literarische Auseinandersetzungen mit der Erkrankung Demenz und mit der Perspektive, die die Betroffenen auf die Welt der vermeintlich Gesunden haben (Kuhlmey/Kuhlmey 2013).

Die Arbeiten von Arno Geiger (»Der schmale Grat« 2006, »Der alte König in seinem Exil« 2011) waren mir bei meinen Überlegungen zum Umgang mit den Kranken und für die Suche nach dem Gesunden immer besonders hilfreich. In seinem Buch »Der alte König in seinem Exil« beschreibt Geiger die Demenz seines Vaters. »In der Früh zog er sich nur halb, verkehrt oder vielfach an, mittags schob er die Tiefkühlpizza mitsamt der Verpackung ins Rohr, und seine Socken deponierte er im Kühlschrank« (Geiger 2011:25). Geiger legt viel Wert auf die Momente, in denen der Vater der Krankheit sein Gesicht gibt, zum Beispiel durch seine Ausdrucksweise: »Aus zukünftig machte er kuhzünftig, das Ende des Lateins, das ich bekundete, konterte er, er selber befinde sich nicht am Ende des Lateins, sondern am Ende des Daseins. Dabei betonte er die Wörter so, dass die lautliche Verwandtschaft unüberhörbar war« (Geiger 2011: 101). Explizit betont der Autor in einem Interview, dass Vergangenheit und Zukunft für alle fürsorglichen Familienangehörigen ihre Bedeutung verloren haben. »Wir sind Augenblickswesen geworden. Die Vergangenheit spielt keine große Rolle mehr. Mein Vater weiß wenig davon. Sie ist in seine Person eingeschrieben. Er ist geprägt von seinem Leben, das ist indirekt da, aber darüber reden, das bringt gar nichts... Wir leben im Augenblick, wir unterhalten uns über das, was sich ergibt«. Familienmitglieder lernen mühsam, den Vater in seiner neuen Welt zu akzeptieren. Es ist eine Welt, die nicht mehr von ihrer Logik bestimmt wird. Wenn es ein Miteinander geben soll, dann muss der Gesunde seine Welt verlassen und in ein Leben der Fiktion hineintauchen. Geiger spricht von seinem Kampf, den gesunden Menschenverstand aufrechtzuerhalten. Erst als er diesen Kampf aufgab, zeigte sich ein Gewinn, denn »dort drüben, innerhalb der Grenzen seiner geistigen Verfassung, jenseits unserer auf Sachlichkeit und Zielstrebigkeit ausgelegten Gesellschaft ist er noch immer ein beachtlicher Mensch...« (Geiger 2011: 11).

Für mich liegt hier eine bedeutende Empfehlung für den Umgang mit den an Demenz Erkrankten: immer den Blick für die Ressourcen des Betroffenen offenhalten, sie erkennen und mobilisieren, gerade auch dann, wenn sie ungewöhnlich erscheinen. Und immer das Besondere eines Menschen vor dem Allgemeinen eines klinischen Befunds schützen.

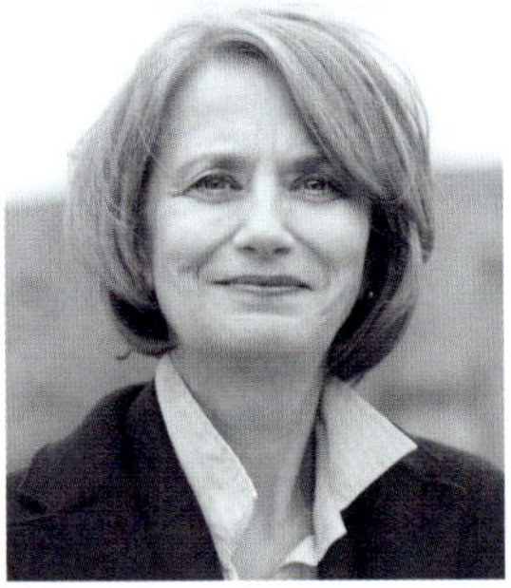

Prof. Dr. Adelheid Kuhlmey

Jahrgang 1955, ist seit 2012 wissenschaftliche Direktorin des Centrums für Human- und Gesundheitswissenschaften der Charité- Universitätsmedizin Berlin. Die Gerontologin leitet dort seit 2002 das Institut für Medizinische Soziologie und Rehabilitationswissenschaft. Zu den wissenschaftlichen Arbeitsschwerpunkten gehören die Themen: Alter und Altern, Gesundheitsentwicklung in einer älter werdenden Bevölkerung sowie medizinische und pflegerische Versorgung alter Menschen.

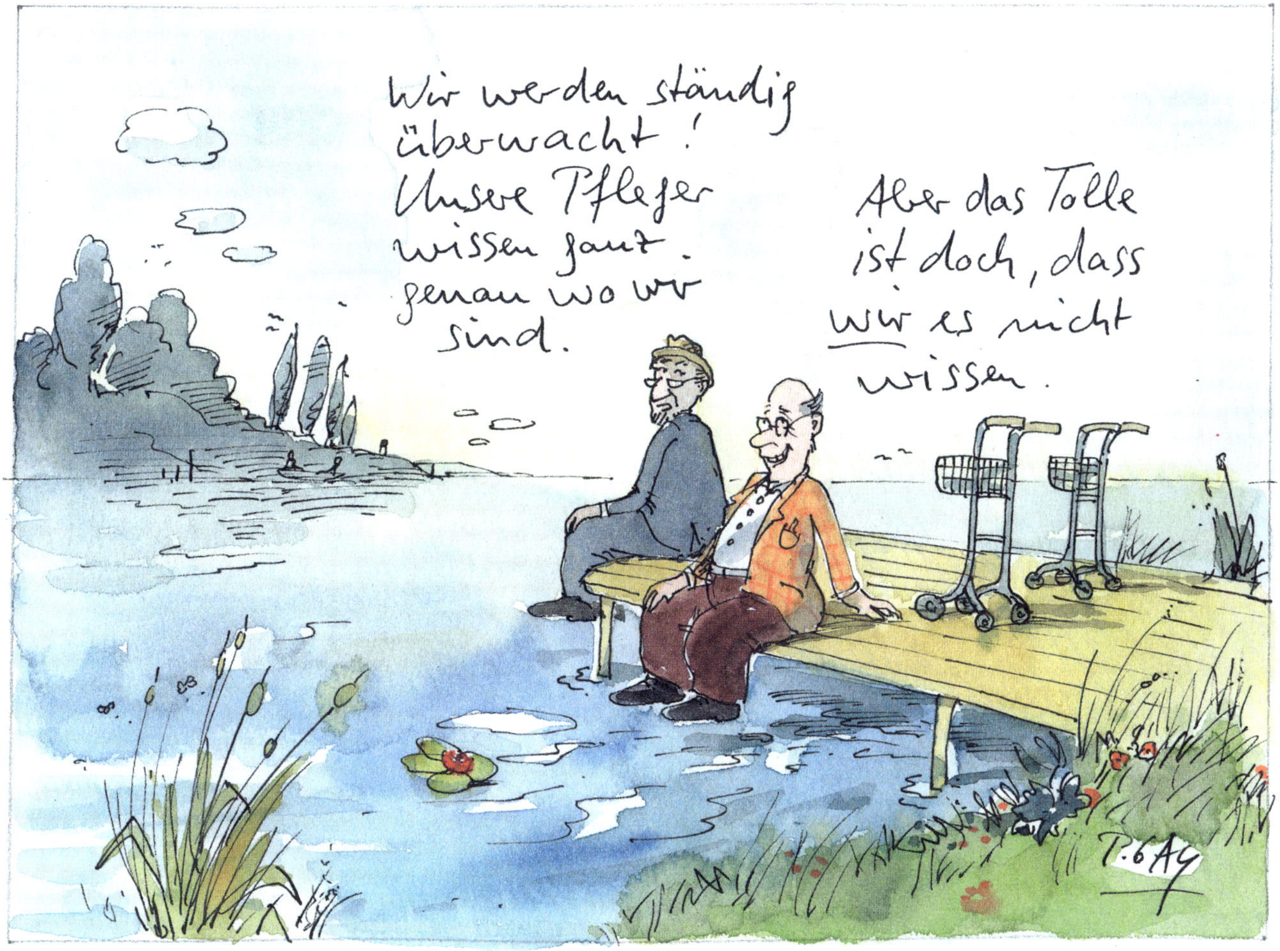
Wir werden ständig überwacht! Unsere Pfleger wissen ganz genau wo wir sind.
Aber das Tolle ist doch, dass wir es nicht wissen.
P. GAY

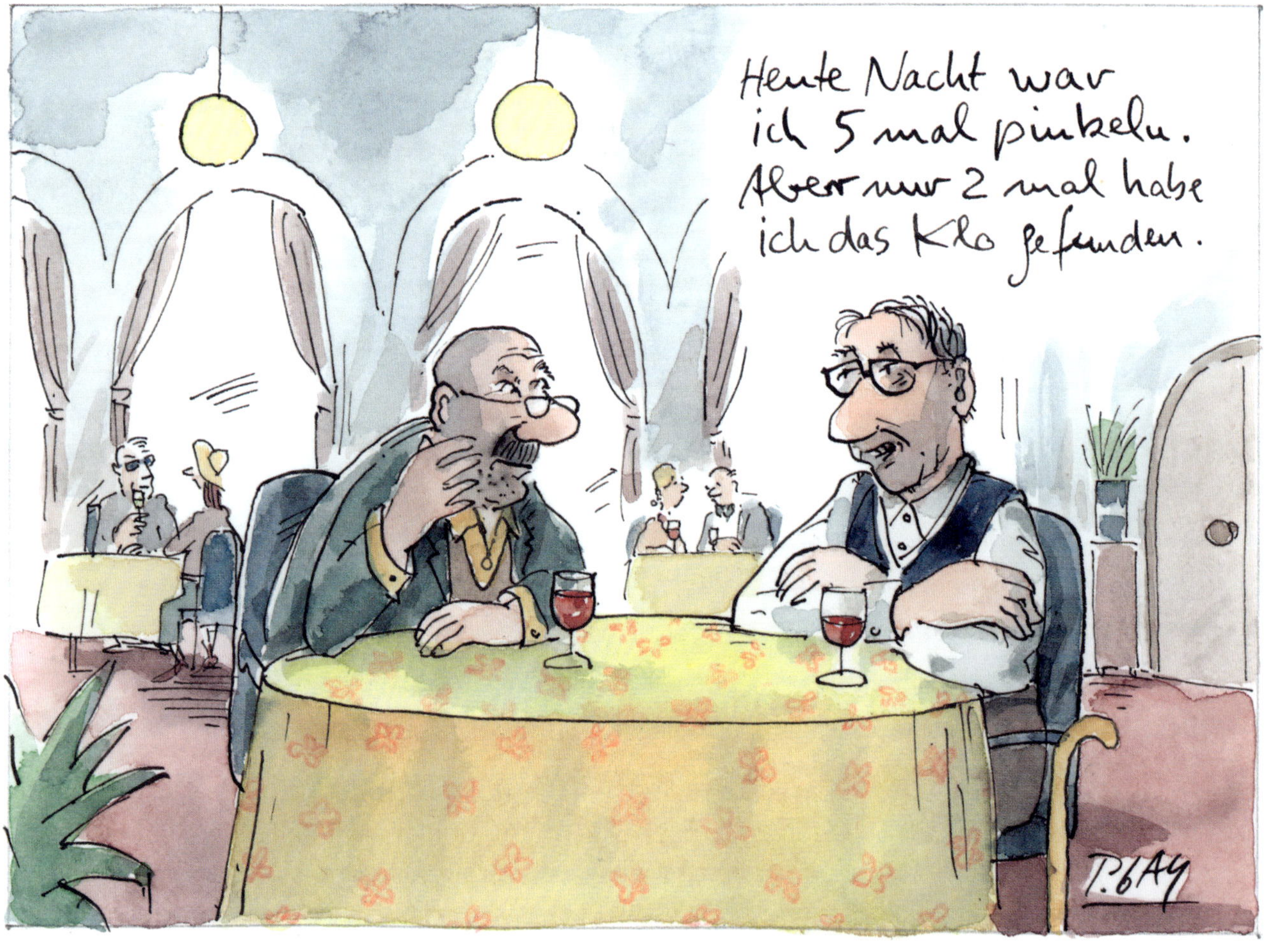
Heute Nacht war ich 5 mal pinkeln. Aber nur 2 mal habe ich das Klo gefunden.
P. GAY

Selbst- und Weltgestaltung bei einer Demenz

von Prof. Dr. Dr. h.c. Andreas Kruse

Mit der Eröffnung des Befundes »Alzheimer-Demenz« ist nicht nur die Notwendigkeit einer differenzierten Beschreibung der Krankheit und ihres (möglichen) Verlaufs verbunden. Zugleich ergibt sich die Notwendigkeit von Gesprächen mit Patienten und Angehörigen über die weitere Selbst- und Weltgestaltung. Teil dieser Gespräche bilden die Möglichkeiten und Grenzen der Beeinflussung des Symptomverlaufs durch eigenes Handeln und Verhalten. Es ist, und dies ist in den Gesprächen besonders zu beachten, eines der wichtigsten Bedürfnisse der Patientinnen und Patienten, die Überzeugung aufrechtzuerhalten, trotz der schweren Erkrankung die weitere Entwicklung mitgestalten zu können; von Beginn der Befunderöffnung an ist es notwendig, diese Gestaltungsoptionen – auch mit Blick auf die individuelle Lebenssituation – aufzuzeigen und zu erörtern.

Die Selbst- und Weltgestaltungsmöglichkeiten ändern sich im Krankheitsverlauf und werden in späteren Phasen der Krankheit immer weniger. Und doch darf nicht verschwiegen werden, dass Menschen mit Demenz auch in späten Phasen der Erkrankung in der Lage sind, auf Stimulation und Aktivation emotional zu antworten.

Emotionen sind eine zentrale Quelle der Kommunikation bei Menschen mit Demenz, und dies über alle Phasen der Erkrankung. Auch wenn diese Quellen mit zunehmender Krankheitsschwere mehr und mehr versiegen: ganz verloren gehen diese nie. Dabei zeigen uns auch eigene Untersuchungen, dass es möglich ist, in den verschiedenen Krankheitsphasen zu einer differenzierten Einschätzung des mimischen Ausdrucksverhaltens eines Menschen mit Demenz zu gelangen – wobei die Mimik durchaus als Königsweg zur Erfassung des emotionalen Status verstanden werden darf.

Vor dem Hintergrund des Selbst- und Weltgestaltungsmotivs ist bedeutsam, den Betroffenen vor Augen zu führen, wie sehr sie in früheren Phasen der symptomatisch gewordenen Erkrankung durch geistige, körperliche, sozialkommunikative, alltagspraktische, ästhetische Aktivität dazu beitragen können, dass sie über einen deutlich längeren Zeitraum in der Lage sind, ein selbstständiges, selbstverantwortliches, partizipatives und persönlich sinnerfülltes, emotional stimmiges Leben zu führen. Zudem ist es notwendig, dass sich Menschen mit Demenz in diesen früheren Phasen möglichst offen und intensiv der Welt, der Kultur, der Natur zuwenden, um auf diese Weise Funktionen (zum Beispiel emotionale, empfindungsbezogene oder ästhetische), die sie in ihrer Biografie nur in geringerem Maße beachtet und entwickelt haben, differenzierter wahrzunehmen und zu stärken. Dies ist ein Beitrag zum Ressourcenaufbau – von dem Patienten in späteren Phasen der Demenz profitieren. Und schließlich ist es wichtig, dass sie lernen, ihre soziale Umwelt möglichst intensiv an ihrer Tages- und Lebensgestaltung teilhaben zu lassen. Damit versetzen sie ihre Bezugspersonen in die Lage, dann, wenn sie ihr Erleben nicht mehr verbal mitteilen können, mehr und mehr durch die Analyse von Mimik, Gestik und Verhalten zu erschließen, wie ihnen aktuell zumute ist, wonach sie aktuell streben. Dabei ist zu bedenken, dass Menschen mit Demenz bis sehr weit in die Krankheit hinein Emotionen und Affekte mimisch ausdrücken können. Der emotionale Ausdruck kann geradezu als Kompass im Umgang mit dementen Menschen – auch in späten Krankheitsstadien – dienen: Welche Situationen sucht dieser auf, welche meidet er? In unseren eigenen Untersuchungen half uns dieser Kompass, die Selbstverantwortung der Patienten in ihrer basalen Form (im Sinne: ich bin es, der etwas will und tut, und nicht ein anderer) anzusprechen und zu stützen. Dies zeigt uns, dass die Umwelt sehr viel dafür tun kann, dass Menschen mit Demenz, auch in späteren Stadien, ihre Selbstständigkeit, ihre Selbstverantwortung nicht völlig verlieren. An die Stelle der Thematisierung des völligen Verlusts der Selbstständigkeit und Selbstbestimmung sollte eine intensive Erörterung jener Verhaltenstechniken treten, mit denen dazu beigetragen werden kann, basale Formen von Selbstständigkeit und Selbstbestimmung zu erhalten.

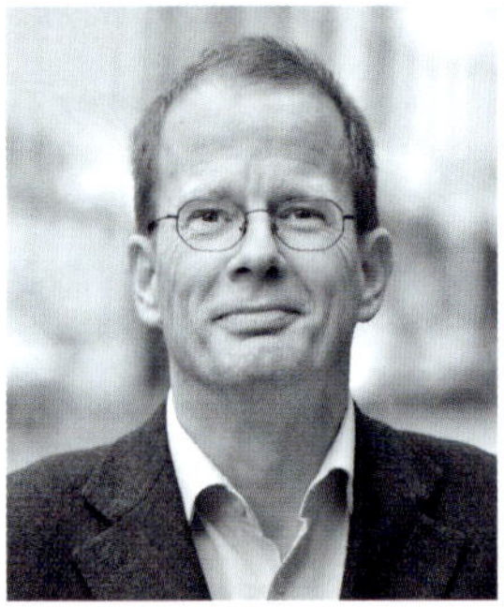
© privat

Prof. Dr. Andreas Kruse

Jahrgang 1955, studierte Psychologie, Philosophie, Psychopathologie und Musik in Aachen, Bonn und Köln. Er erhielt zahlreiche internationale und nationale Auszeichnungen, darunter 1st Presidential Award of the International Association of Gerontology und das Bundesverdienstkreuz. 1999–2002 war er Mitglied der Kommission zur Erstellung des International Plan of Action on Aging, 2010–2012 Koordinator im Zukunftsdialog Angela Merkels, seit 2003 ist er Vorsitzender der Altersberichtskommission der Bundesregierung, seit 2016 Mitglied des Deutschen Ethikrates.

Mit Blick auf eine motivierende und aktivierende Ansprache von Menschen mit Demenz ist der Prozess der Selbstaktualisierung wichtig, die die grundlegende Tendenz des Psychischen umschreibt, sich auszudrücken, sich mitzuteilen, sich zu differenzieren. Wir beobachten in unseren Untersuchungen immer wieder, wie sehr Betroffene auf eine mitfühlende Ansprache, auf die Möglichkeit, einer selbstgewählten Aktivität nachzugehen, überhaupt auf Aktivation und Stimulation mit positiv valenten Emotionen antworten – und dies auch in späten Phasen der Erkrankung. Dies ist für uns Ausdruck von Selbstaktualisierung. Zugleich erkennen wir darin das Fortbestehen von Resten oder »Inseln« des Selbst. Es ist eindeutig zu beobachten, dass das Selbst – als das Zentrum der Persönlichkeit – mit zunehmender Krankheitsschwere mehr und mehr an Kohärenz und Differenziertheit verliert. Doch lässt sich genauso beobachten, dass jene Erlebnisse, Erfahrungen, Neigungen, Tätigkeiten, Personen und Weltausschnitte, die für das Individuum im Laufe der Biografie besondere Bedeutung gewonnen haben, selbst in späten Phasen der Demenz emotionale und verhaltensbezogene Reaktionen hervorrufen – hier lässt sich von Inseln des Selbst sprechen.

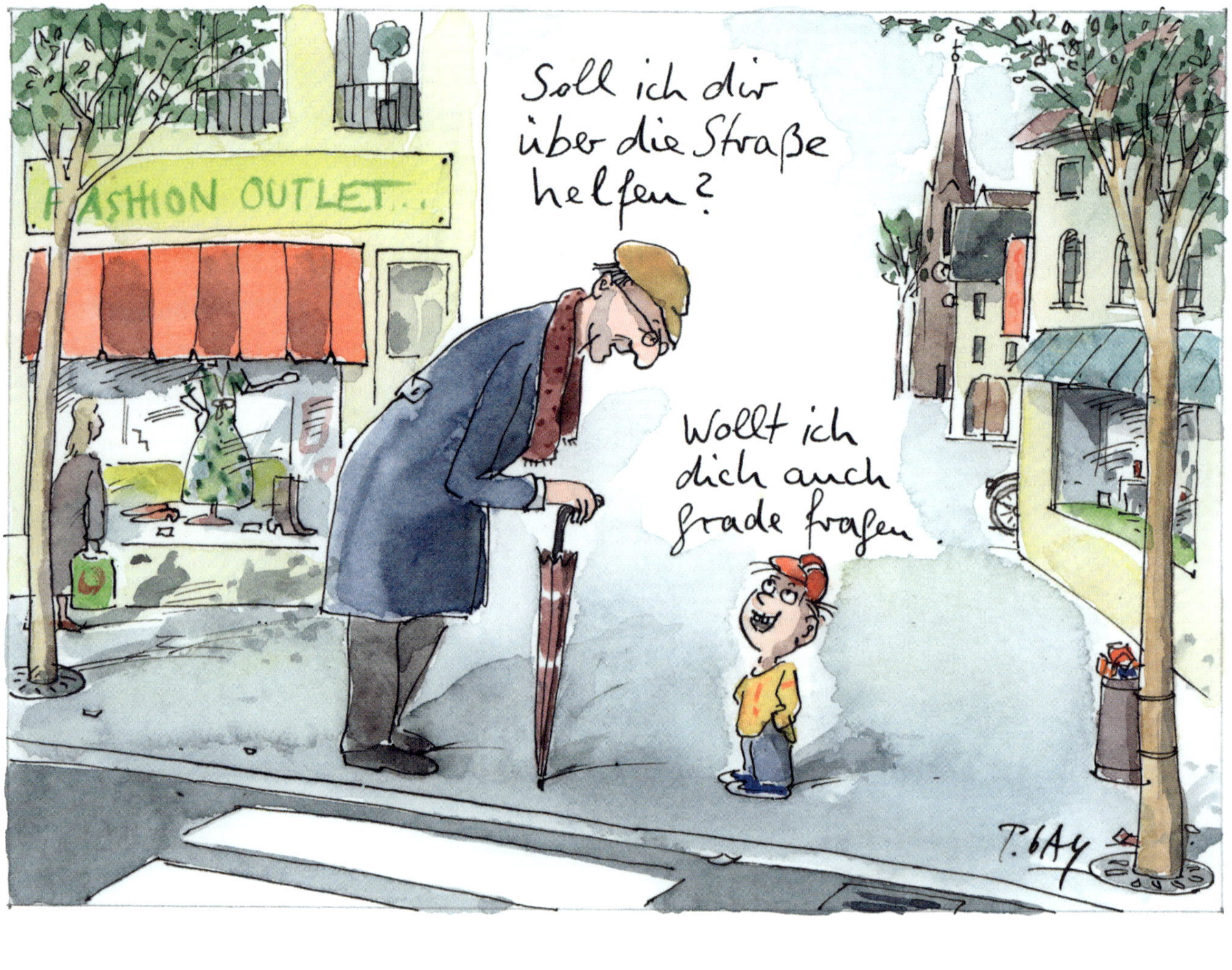
FASHION OUTLET...
Soll ich dir über die Straße helfen?
Wollt ich dich auch grade fragen
T. GAY

Darüber macht man keine Scherze? Zur ethischen Bedeutung der Demenz-Karikatur

von Dr. Verena Wetzstein

»Darüber macht man keine Scherze!«, sagen manche und meinen, dass sich Karikaturen zum Thema Demenz ethisch verbieten. Die moralische Entrüstung ist groß, schließlich sind viele von Demenz betroffen und nur selten verläuft die Demenz ohne einschneidende Veränderungen im Familien- oder Beziehungsgefüge: Wo der Geist der Menschen mit Demenz zerfressen zu werden scheint, wo verbale Kommunikation im Demenzprozess zunehmend schwieriger wird, mag sich manchen das Bild eines Dämons nahelegen, der in die Betroffenen gefahren sein könnte. Darüber kann man doch keine Witze machen: Die Sache ist viel zu ernst – und zu unheimlich.

Keine Frage: Dort, wo der Humor angesichts von Demenz über die Stränge schlägt und kränkend wirkt, dort, wo anspruchsloser Klamauk und Beleidigungen im Vordergrund stehen, dort, wo das Ziel Effekthascherei, Polemik oder Spott ist – kurz: Dort, wo anstößige Witze jemandem schaden, sollte man sie unterlassen. Das freilich ist aber eine triviale Erkenntnis.

Da aber, wo der Humor, insbesondere die Karikatur als die höchste Form der lustigen Unterhaltung, ihrem eigenen Wesen nahekommt, kann sie eine dienende Funktion gegenüber dem Thema Demenz entwickeln. Die Karikatur vermag es zuallererst zu enttabuisieren. Das Thema Demenz wird problematisiert und kritisch begutachtet: Ist der gegenwärtige gesellschaftliche Blick auf das Thema Demenz und auf Menschen mit Demenz ein angemessener Blick? Kommt das Thema Demenz auch in angemessener Weise im gegenwärtigen öffentlichen Diskurs vor?

Durch ihre dialektische Struktur – gesellschaftliche Zustände reflektieren und aus dieser Distanz heraus neue Perspektiven und Blickwinkel aufzuzeigen – kann die Karikatur einen Perspektivwechsel auf das Thema Demenz einläuten: Sind von der Demenz immer nur die Menschen mit der Diagnose betroffen oder geht es nicht vielmehr um ein Beziehungsgeschehen, bei dem wir uns alle darüber Gedanken machen müssen, wie wir uns verhalten? Werden Menschen mit Demenz im Verlauf des demenziellen Prozesses zu dahinvegetierenden Körpern oder erkennen wir in ihnen die Personen, die sie vom Anfang bis zum Ende ihres Lebens sind – und welche Handlungskonsequenzen hat eine solche Haltung?

Die kritische Grundhaltung der Karikatur vermag es, Absichten deutlich zu artikulieren – und der Betrachter muss sich dazu verhalten. Insofern ist die Karikatur zum Thema Demenz eine Herausforderung – sowohl für den einzelnen Betrachter als auch für die Gesellschaft als Ganzes. Der Einzelne muss sich mit seinem eigenen potenziellen Dement-Werden auseinandersetzen. Als Teil der Gesellschaft muss er sich die Frage gefallen lassen, ob Menschen mit Demenz in der Öffentlichkeit den Platz einnehmen, der ihnen eigentlich gebührt.

Indem Karikaturen zum Thema Demenz nicht in erster Absicht unterhalten, sondern nachdenklich machen wollen, üben sie einen Dienst an der Gesellschaft aus: Sie rücken das Thema Demenz und die von Demenz betroffenen Menschen in die Mitte der Gesellschaft. Insofern hat die Demenz-Karikatur eine ethische Bedeutung.

© privat

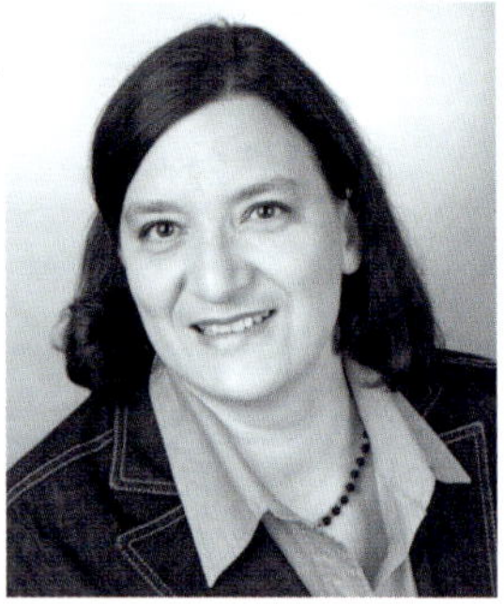

Dr. Verena Wetzstein

Jahrgang 1970, Studienleiterin für den Bereich Ethik der Katholischen Akademie Freiburg, Mitglied im Wissenschaftlichen Beirat der Zeitschrift für medizinische Ethik und seit 2008 Mitglied im trägerübergreifenden Ethikrat des Bistums Trier. Seit 2018 leitet sie das Projekt Palliative Care Forums, 2020 wurde sie mit dem Ersten Preis des Anerkennungs- und Förderpreises für ambulante Palliativversorgung der Deutschen Gesellschaft für Palliativmedizin mit einer Arbeit zur Ethischen Beratung in der ambulanten Palliativversorgung ausgezeichnet.

Die Frau mit der roten Kappe

von Prof. Heinz Lohmann

Meine Frau und ich besitzen eine Wohn-Wohnung, in der wohnen wir, und eine Kunst-Wohnung, da »wohnt«, das mag komisch klingen, unsere Kunst. Wir sammeln und fördern seit über fünfzig Jahren experimentelle Gegenwartskunst. Da ist einiges zusammengekommen. Vor geraumer Zeit sind wir in ein neu entstandenes Quartier in Hamburg umgezogen. Die Räume befinden sich im Erdgeschoss und haben einen kleinen Garten zum großzügigen Innenhof mit einer geräumigen Terrasse. Von dort sind es knapp 100 Meter zum Außenbereich von zwei Stationen für an Demenz erkrankte Menschen eines Altenpflegeheims. Wenn wir im Sommer draußen im Grünen vor unserem geöffneten Kunstrefugium sitzen, weht der Wind mal mehr mal weniger die teils verwirrten Stimmen der Bewohner zu uns herüber. Zugegeben, das kann verstörend sein und gelegentlich zerrt es auch an den Nerven. Aber wir haben es ja so gewollt. Denn jenseits der Hecke, die unser kleines Gärtchen begrenzt, liegt ein privater Park. Er gehört zu allen umliegenden Wohnungen des Karrees einschließlich des Seniorenheims und einer Kindertagesstätte. Seine Existenz verdankt er einem nachbarschaftlichen Vertrag, der neben der Verpflichtung zur anteiligen Finanzierung der Kosten auch die gemeinschaftliche Nutzung regelt.

Der Park ist sehr differenziert gestaltet. Er hat spannend gestaltete Spielflächen für kleinere und größere Kinder, Sandkisten und Klettergerüste gleichermaßen, Sitzgelegenheiten, geschützt von Büschen umgeben und solche »mitten im Getümmel«, ein Gartenhäuschen für regnerische Tage, die es in Hamburg auch geben kann, eine Liegewiese und Bäume unterschiedlicher Größen. Es gibt befestigte Wege, die von Menschen mit Gehbehinderung gut genutzt werden können und einige, die einen Belag haben, der den Pflanzen zuliebe wasserdurchlässig ist. Als wir unsere neue Kunstwohnung bezogen, hatte meine Frau ein Déjà-vu. Hatte sie doch fast genau zehn Jahre zuvor ein solches generationenübergreifendes Konzept zur Nutzung von Parkanlagen im Rahmen eines Demografieprogramms genauso für die Freie und Hansestadt initiiert und mitentwickelt. Jetzt konnten wir die Prüfung der Idee auf ihre Alltagstauglichkeit hautnah miterleben.

Auch unser Hund Lovis hat den Park »freudig erregt« angenommen, natürlich immer an der Leine. Wir kommen oft, wenn wir den Gassigang beenden, auf den letzten Metern durch »unseren« Park zurück. Manchmal lassen die Kinder ihre Schäufelchen und Sandkastenförmchen liegen und fragen, ob sie den Hund mal streicheln dürften. Dürfen sie. Einige ältere Herrschaften, die sich gerne auf den Bänken im schützenden Weidenrondell aufhalten, haben mir dann erklärt, dass sie früher auch mit Tieren in der Familie gelebt hätten. Einige hatten sogar genauso einen Parson Russell Terrier wie Lovis einer ist. Eine Seniorin aber, die völlig in sich versunken mit ihrem Rollator, ob bei Sonne oder Regen, immer zur gleichen Zeit auf dem großen Weg am äußeren Rand des Parks ganz alleine ihre Runden zieht, erwiderte meinen Gruß bisher niemals. Ich war zunächst darüber etwas irritiert. Eines Tages sah ich allerdings, dass sie, als sie auf ihrer »Umlaufbahn« den Garteneingang des Pflegeheims wieder mal erreichte, von einer Altenpflegerin erwartet, liebevoll umarmt und in das Innere des Gebäudes geleitet wurde. Am nächsten Tag sah ich sie dann zufällig auf der Terrasse vor einer der Demenzstationen sitzen.

Einige Zeit später traf ich die ältere Dame, wie immer mit roter Kappe und gelber Jacke, wieder. Dieses Mal war unser Hund dabei. Als sie ihn wahrnahm, verharrte sie und streckte ihm überraschend ihre Hand entgegen. Lovis schnupperte mit aller Vorsicht, wie er es immer macht, wenn er spürt, dass eine besondere Situation Sensibilität erfordert. Die Frau mit der roten Kappe strahlte über das ganze Gesicht. Ich war im ersten Moment auf den Hund richtig eifersüchtig. Inzwischen sind diese Begegnungen fast schon ein Ritual. Wenn Lovis sie von weitem auf ihrem Rundweg sieht, gibt es kein Halten mehr. Hunde sind doch die besseren Menschen.

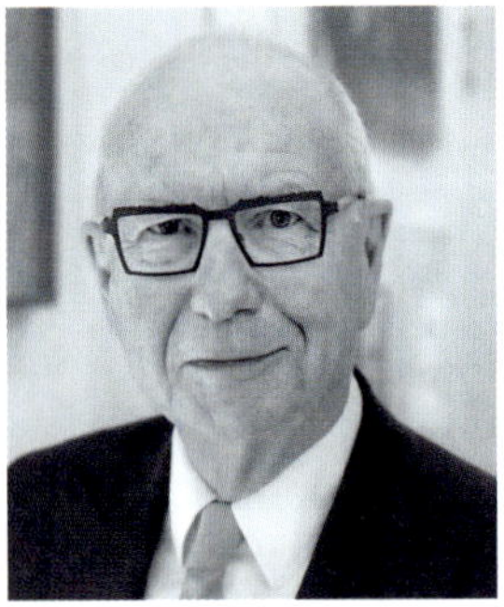

© LOHMANN konzept / Falk von Traubenberg

Prof. Heinz Lohmann

Jahrgang 1948, hat leitende Tätigkeiten in der privaten Wirtschaft und im öffentlichen Sektor ausgeübt, davon über 40 Jahre in der Gesundheitswirtschaft und ist heute Gesundheitsunternehmer. Er ist Ehrenvorsitzender der Initiative Gesundheitswirtschaft. Lohmann ist Mitglied in mehreren Aufsichtsräten und Kuratorien. Er ist Autor zahlreicher Publikationen. Des Weiteren ist er Gastgeber des Web-TV-Talks »Mensch Gesundheit!«. Zusammen mit seiner Frau Ulla sammelt und fördert Heinz Lohmann seit 50 Jahren experimentelle Gegenwartskunst.

Begeisterung als Lebenselixier bei Demenz

von Dr. Urs Kalbermatten

Den älteren Menschen wird nicht viel Begeisterungsfähigkeit zugeschrieben. Im Kontext von Demenzerkrankung das Thema Begeisterung aufzugreifen, wirkt schon fast als Provokation. Trotz aller Schwere dieser Krankheit und weil bisher keine bahnbrechenden Behandlungsmethoden bei Demenz gefunden wurden, lautet eine zentrale Frage: Wie machen wir das Leben einer betroffenen Person möglichst lebenswert? In diesem Beitrag richten wir den Fokus auf ein zentrales Element der Lebensgestaltung, das für die Betreuung daheim oder in einer Institution vermehrt gezielter eingesetzt werden könnte.

Was verstehen wir unter Begeisterung? Den Kern des Wortes bildet der »Geist«. In diesem Sinne meint Begeisterung eine innere Kraft der Ich-Beteiligung, des Mitwirkens, des Begreifens, des Engagements oder eines emotional positiven Erlebens. Begeisterung kann nach einem philosophischen Verständnis auch bedeuten, etwas zu lieben (siehe Philosophie übersetzt als Liebe zur Weisheit). So gesehen lautet die Frage nach Begeisterung: Was will ich mit meiner Liebe beseelen und mit Geist anreichern? Als zentrale Lebensfrage ist Begeisterung mit der Sinnfrage eng verknüpft. Das Finden von Begeisterung bringt Sinn, Bereicherung, Freude und Lichtblicke ins Leben von Menschen. Wir sollten Menschen mit Demenz Begeisterungsfähigkeit nicht absprechen. In ihrem Gehirn läuft ein Selektionsprozess ab, was für sie von Bedeutung ist, was sie erfüllt und was sie positiv bewerten – genauso wie sie Missfallen empfinden und ausdrücken können. So verstanden erschafft sich der Mensch mit Demenz seine Welt. Ein konstruktiver Prozess wie er allgemein für Menschen zutrifft.

Warum könnte Begeisterung speziell bei Demenz angesagt sein? Die Diagnose Demenz stellt quasi den Gegenpol zu Begeisterung dar. Demenz kommt aus dem Lateinischen und heißt auf Deutsch übersetzt »weg vom Geist« oder »geistlos«. Diese Wortbedeutung verlangt geradezu danach aufzuzeigen, inwiefern dennoch wesentliche geistige Prozesse bei Demenz ablaufen. Obwohl die Ursachen, Verlaufsformen, kognitiven Fähigkeiten und auch die Erscheinungsformen für Demenz verschieden sind, beharrt die Wissenschaft auf diesem Bild des »Geistlosen« als Diagnose. Mit Begeisterung soll bewusst eine Gegenmetapher für die Alltagspraxis angeboten werden, dieses Bild aufgeweicht werden, damit die intakten Anteile des Gehirns angesprochen und gefördert werden. Der Entgeisterung soll die Begeisterung entgegengestellt werden.

Bisher wurde zur »Begeisterung« kaum geforscht. Wir haben das Thema erst im Zusammenhang von Interaktionen im Alters- und Pflegeheim sowie im Kontext von Prävention von Burnout untersucht. Als einer der wenigen Wissenschaftler hat der Neurobiologe Gerald Hüther (Hüther 2012) den Stellenwert von Begeisterung ausgearbeitet. Begeisterung ist für ihn Doping für Geist und Hirn. Sie durchströmt den ganzen Körper und aktiviert die emotionalen Zentren. Die kleinste Form von Begeisterung führt gewissermaßen dazu, dass im Gehirn ein selbsterzeugtes Doping abläuft. Wichtig ist für Hüther, das Gehirn durch Begeisterung zu fördern.

Bedeutsamkeit, Sinnfindung, Mitmachen und Anerkennung sind Schlüsselwörter für das Auslösen von Begeisterung durch Betreuende in der Praxis. Menschen mit Demenz können durch verschiedene Merkmale zum Ausdruck bringen, dass sie positive Emotionen erleben: Ausführung von Alltagshandlungen, Aufmerksamkeit, Mimik und Gestik, nichtverbale Sprachsignale, Veränderung der Körperhaltung und des Ganges. Auch bei kreativen Tätigkeiten wie Malen, Musikhören, Tanzen oder Kunstbetrachtung kann man ihre positive Stimmung beobachten.

In der Literatur wird bei Demenz vorwiegend auf das »große Vergessen«, die Fehlleistungen der Betroffenen und die Schwere des Problems für Betreuende eingegangen. Deshalb ist es notwendig, vermehrt jene Aspekte zu akzentuieren, was Betroffenen an Naturwahrnehmung, Verarbeitung von Begegnung mit Mitmenschen, Objektwahrnehmung, Differenzierung in Ausdrucksformen, Ausführung von Handlungen, Gestaltung u. a. möglich ist. Aus diesen Fähigkeiten kann Begeisterung bei Menschen mit Demenz und auch bei ihren Betreuern entstehen. Die Bezugspersonen müssten also nicht so sehr das Unvermögen ansprechen, sondern aus der Vielzahl der kognitiven Prozesse des Gehirns jene erkennen und nutzen, die funktionieren. Nicht mehr das Vergessen des Vergangenen würde dann im Vordergrund stehen, sondern das momentane Erleben und die Sinnfindung.

Beurteilen wir die Demenzkrankheiten nach den wahrnehmbaren Leistungen eines Menschen, so können wir beobachten, dass die Erscheinungsform der Demenz durch die Interaktion mit der sozialen und ökologischen Umwelt koproduziert und somit veränderbar wird. Menschen mit Demenz sind in zunehmendem Maße auf die Unterstützung von Mitmenschen angewiesen. Folglich ist unserer Meinung nach bei Demenz nicht so sehr ein personzentrierter Ansatz wie bei vielen Krankheiten gefragt, sondern ein interaktionsbasierter Ansatz. Wir müssen vermehrt die Bezugspersonen in den Fokus nehmen. Es stellen sich die Fragen, was sie mit den Menschen mit Demenz unternehmen, welche Strategien der Beziehungsgestaltung sie haben, welche Stimmungen sie vermitteln, wie viel Zeit sie investieren, wie sie Demenz verstehen und welche Suchoptik sie für die Förderung der Menschen mit Demenz besitzen. Hüther (2012) weist darauf hin, dass Begeisterung auch behindert werden kann. Dies gilt auch bei Menschen mit Demenz, denen zu wenig zugetraut wird, die nicht zu Tätigkeiten animiert werden, die keine Anerkennung erhalten, die kontinuierlich auf ihre Unfähigkeiten angesprochen werden und die der negativen Stimmung von Betreuenden ausgeliefert sind.

Begeisterung zu entfachen ist ein interaktiver Prozess, der das Leben der Menschen mit Demenz wie auch das ihrer Betreuer bereichert, der bei beiden Seiten Potenziale entfaltet und hilft, diese schwere Krankheit zu tragen.

»Begeisterung ist alles! Gib einem Menschen alle Gaben der Erde, und nimm ihm die Fähigkeit der Begeisterung, und Du verdammst ihn zu ewigem Tod.«

Adolf von Wilbrandt (1837 – 1911)

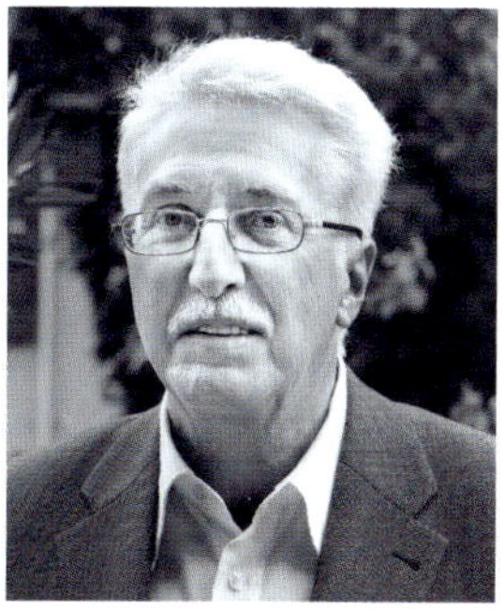

Dr. Urs Kalbermatten

Jahrgang 1947, ist Dozent für Gerontologie an Hochschulen und verschiedenen Bildungsstätten. Er hat die Schule für Angewandte Gerontologie in Zürich aufgebaut und geleitet.
An der Berner Fachhochschule leitete er das Kompetenzzentrum für Gerontologie und das Masterstudium Lebensgestaltung im Alter.

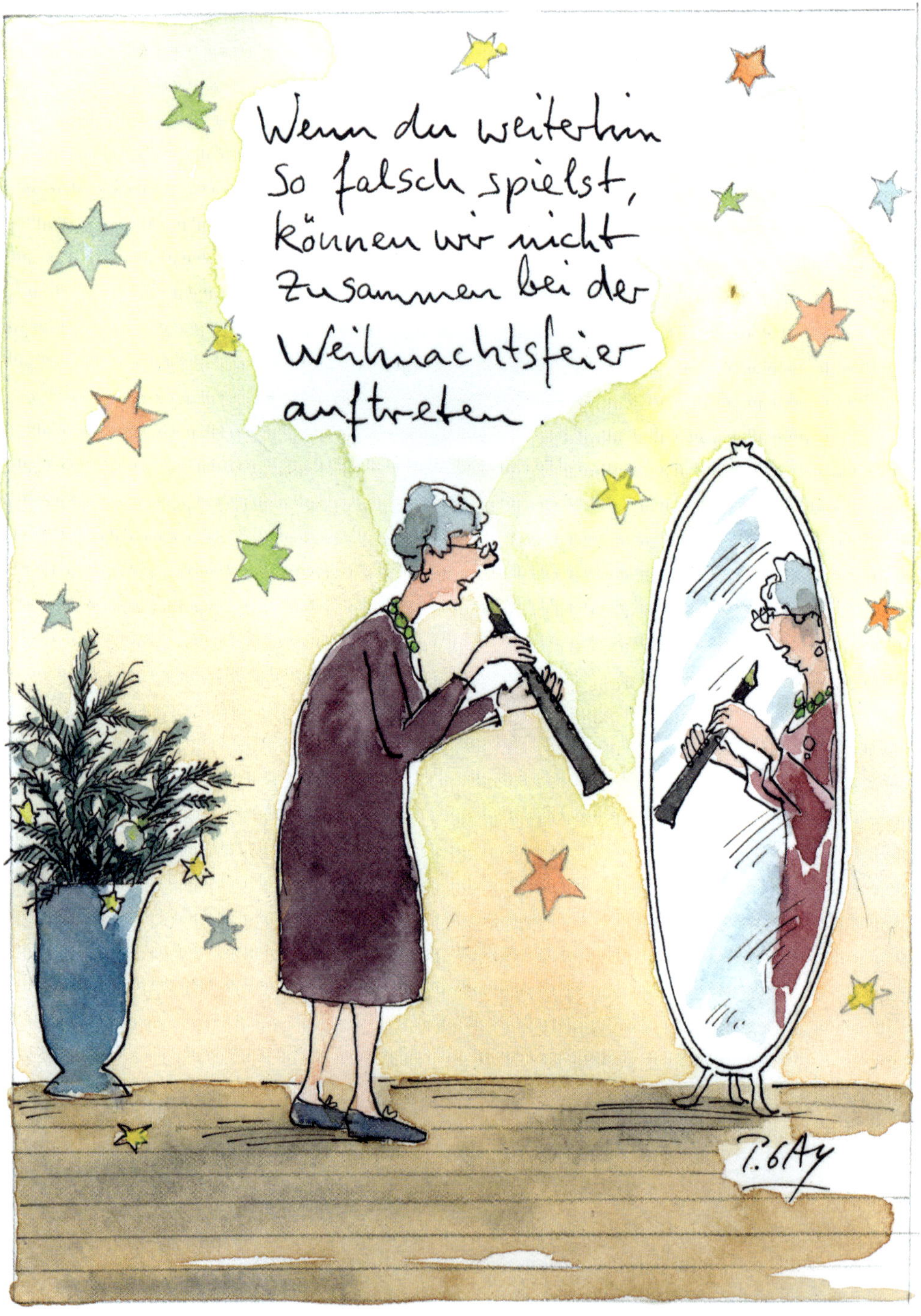
Wenn du weiterhin so falsch spielst, können wir nicht zusammen bei der Weihnachtsfeier auftreten.
P. GAY

Lachen, Lächeln und Gelassenheit: Von der geistigen Größe der Menschen in Scherz, Humor und Gastfreundschaft

von Dr. Patrick Schuchter

Vor einiger Zeit wurde ich – in einer merkwürdigen Verkettung von Umständen – darauf gestoßen, mich mit dem Thema Lachen und Humor am Lebensende zu beschäftigen. Das wollte ich nie. Denn in meinem bis dahin sehr einfachen Vorverständnis war Lustiges eben lustig – und sobald man darüber reflektiert oder schreibt, ist es eben genau das nicht mehr. Und diesem Widerspruch wollte ich mich nicht aussetzen. Zudem vertrat ich mit großer Gewissheit ein zweites Vorurteil, was spezifisch den Humor in Pflege und Medizin angeht. Ich war überzeugt, dass sich die einschlägige Literatur darauf beschränkt, einerseits (oft auch sehr erheiternde) Witze und Cartoons über den Tod zu machen, andererseits den Humor vor allem unter funktionalem Gesichtspunkt zu betrachten.

Leider erwies sich mein zweites Vorurteil weitgehend als zutreffend. Im gängigen Diskurs wird der Humor für Betroffene zur »besten Medizin«, für Betreuende und Helfende zu einer Coping-Strategie. Es wird jeweils auf die physiologischen Vorteile des Lachens und des Humors verwiesen, etwa welche Hormone freigesetzt werden, wie sich die Muskulatur entspannt und dergleichen. Es wird der gesundheitsförderliche psychologische Mechanismus für Betroffene erwähnt. Bei den Helfenden sollte der Humor nicht schwarz werden, aber im Umgang mit dem Ausbalancieren von Nähe und Distanz, gegen Burnout und »Compassion-Fatigue« und für die Teamkultur kann Humor positive Wirkungen entfalten. Es werden also entweder Witze oder humorvolle Geschichten erzählt oder es wird von außen funktional-psychologisch die Bedeutung von Humor erklärt. Weder zum einen noch zum anderen habe ich was zu sagen, noch schien mir die »Rede-über« dazu besonders aufschlussreich.

Was aber mein erstes Vorurteil betrifft, lag ich so richtig falsch. Wie öfter ergab sich der Perspektivenwechsel nicht so sehr aus einem neuen Gedanken als aus einer Änderung der Fragestellung. Und jede neue Frage enthält ja auch eine neue Erkenntnis. Die aufregende Frage ist nämlich nicht die nach der Funktion des Humors für das Leben des Menschen (Welche Wirkungen hat welche Art von Humor?). Die aufregende Frage ist aber auch nicht die nach dem Wesen des Humors (Wann und warum empfinden wir etwas als lustig?). Nicht der Humor selbst ist Gegenstand für eine philosophisch erfüllende Frage. Die aufregende Frage ist und bleibt die Frage nach dem Wesen des Menschen und des Lebens. Die Tatsache, dass der Mensch – auch und gerade angesichts von Tod, Schuld und Scheitern, also den Grenzsituationen des Lebens – lachen kann, über sich selbst lachen kann, macht den Humor zu einem privilegierten Phänomen: Was ist der Mensch für ein Wesen, wenn er lachen kann?

Nach Helmuth Plessner sind Lachen und Weinen zwei Grenzreaktionen menschlichen Verhaltens, die nur deshalb möglich sind, weil die Natur den Menschen »als eine Existenz mit doppeltem Boden geschaffen« (Plessner 2005: 110) hat. Der »normale Gang des Lebens und der Geschäfte« lasse uns den abgründigen Ambivalenzcharakter des Daseins vergessen. »Man nimmt die Dinge in dieser oder jener Hinsicht und dichtet sie gegen Zweideutigkeit ab« (Plessner 2005: 112). Aber an den Grenzen und in der Krise sind das Lachen und das Weinen gleichzeitig Ausdruck und Umgang mit der unauflösbaren Ambivalenz der Existenz, die der Mensch nicht aufzuheben vermag.

In ihrem Aufsatz »Das Weinen – über Humor und Verletzlichkeit« schließt die Philosophin Heidemarie Bennent-Vahle (2020) in vielen Facetten an Plessner an und legt inmitten aller möglicher Arten des Lachens auch einen tiefen, »wahrhaften« Humor frei. Es gibt einen Humor, der der Ambivalenz der Existenz gerecht wird und den Menschen mit den tragischen Widersprüchlichkeiten – im Moment der Kapitulation und Resignation – zu versöhnen vermag. Ein solches Lachen ist mehr als eine pseudo-souveräne Distanzierung durch den Intellekt. Dieses Lachen ist nicht einfach das Gegenteil des Weinens, sondern enthält es in einem gewissen Sinne. Im Gegensatz zum Lachen erlaubt das Weinen keine Distanzierung von der Situation und ist der Ausdruck des »Zulassens von Unvermögen und Schwäche« (Bennent-Vahle 2020: 24). Aber es gibt auch ein Lachen, in dem das Eingeständnis von Schwäche bestehen bleibt, sodass in dieser Art von Humor man sich den »leidvollen Ernst des Lebens [...] nicht vom Leibe [hält], sondern man nimmt ihn an...« (Bennent-Vahle 2020: 39). Auf der anderen Seite habe der humorlos-ernste Mensch genauso ein Problem mit seiner eigenen Verletzlichkeit und wird der Vielschichtigkeit der Existenz in sei-

nem »Modus überernster Selbstversteifung« (Bennent-Vahle 2020: 39) auch nicht gerecht. Kierkegaard spricht hier etwa von der »dummen Bürowichtigkeit des Justizrates« oder von der »dummen Wichtigkeit eines Erweckten vor Gott« (Kierkegaard 2005: 659; zit. in Bennent-Vahle 2020: 39).
Ich möchte im Folgenden entlang einer anekdotisch-überlieferten Geschichte über einen Jäger und einen Pfleger, deren »Wahrheit« sich nicht daran bemisst, ob sie sich wirklich genauso zugetragen hat oder nicht, die Seelenbewegung solchen Humors versuchen nachzuzeichnen. Diese Geschichte kann natürlich von vielen Seiten her gelesen und gedeutet werden – aber unter dem Aspekt des Humors gelesen, führt sie uns durch drei Stationen und Stimmungen des Humors in den Figuren des Lachens, des Lächelns und der Gelassenheit.

Die Geschichte von dem Jäger und dem Pfleger

Wir befinden uns in einem großen Krankenhaus auf einer Intermediate Care Unit (IMCU), also einer halbintensivmedizinischen Überwachungseinheit mit einem Schwerpunkt für Lebererkrankungen. In einem der Betten liegt Herr K. Man kann sich den gesunden, kräftigen Mann, von Berufs wegen Jäger, hinter dem Patienten eigentlich gar nicht mehr vorstellen: Er hat dünne, kraftlose Arme und Beine, einen prallrunden Wasserbauch (Aszites), ein knochiges Gesicht mit eingefallenen Wangen und eine schal-gelbliche, gelblich-bräunliche Hautfarbe. Seine Diagnose lautet: alkoholisch bedingte Fettleberzirrhose. Er ist bereits wiederholt hier. Nachdem er aus der schlimmsten dämmernden Verwirrung (Enzephalopathie) ein wenig aufgewacht ist und halbwegs dazu in der Lage, setzt er sich seinen Jägerhut auf den Kopf – inmitten des medizinischen Instrumentariums ein gewisser Kontrapunkt und eigenwilliger Anblick. Das »Jägerhut-Statement« gibt aber den Pflegenden, den Ärzten und Ärztinnen, dem Physiotherapeuten die Chance zu lachen und lachend ein Gespräch zu beginnen – jenseits der Krankenakte und Patientenrolle.
Wer einigermaßen im Raume zu lesen imstande ist – Herr K. selbst auch –, versteht, was der Hut zwischen den Schläuchen und Kabeln ungefähr sagen will: Seht her, ich war immer ein lustiger Mensch, mit mir hat man lachen können, ich habe – vielleicht am Stammtisch? – andere zum Lachen gebracht. Seht mich, wie ich bin – nicht in meiner Entstellung, nicht nur im Flügelhemd, an den Infusionen, auf dem Klostuhl.
Gleichzeitig steckt im Jägerhut aber auch noch eine andere Bedeutung – nämlich etwas im Sinne von: Gut, ich werde sterben, ich weiß das, ich habe viel im Leben verpfuscht, meine Familie zerstört, ich sterbe zu

früh, weil ich getrunken habe – und: Das intensivmedizinische Theater hat mit mir nichts mehr zu tun, mich betrifft das nicht mehr, aber ich weiß auch nicht, wohin sonst mit mir. Wir müssen nicht so tun, als ob ich noch einmal gesund werden könnte; wir müssen nicht so tun, als ob ich mein Scheitern und meine Schuld umkehren könnte.

Es gibt einen Pfleger, der selbst schon etwas älter ist und offenbar auch im Leben immer wieder Scheiternserfahrungen gemacht hat. Er ist selbst geschieden und vielleicht sogar selbst Alkoholiker. Zwischen dem Jäger und diesem Pfleger ist – vermutlich gerade deshalb – ein gewisser Draht entstanden. Die beiden scherzen hin und her während der Pflegeverrichtungen und zwischendurch im Beisammensein auf der IMCU. Wir können uns männlichkumpelhafte Witzelein vorstellen und ein gegenseitiges Wohlmeinen.

Dann passiert etwas Besonderes.

Eines Nachts holt der Pfleger den Jäger aus dem schlaflosen Bett, bittet ihn, im »Schwesternzimmer« am Tisch Platz zu nehmen und serviert ihm ein Bier. Ein richtiges Bier. Mit Alkohol. Wir können uns vorstellen, wie die beiden zwischen zwei und vier Uhr in der Nacht sitzen und trinken. Sie reden dabei vielleicht gar nicht mehr so viel – und doch verständigen sie sich: die Herzen sind offen.

Zwei Wochen später kommt ein Anruf und der Pfleger wird ans Telefon gebeten. Der Sohn des Verstorbenen wollte ihm berichten, dass eines der letzten Worte des Jägers dieser Geste mit dem Bier galt und der Sterbende noch dem Ausdruck verlieh, »dass er so viel Menschlichkeit erfahren durfte. Das war so menschlich!«

Der Scherz und das Lachen

Ich meine, dass wir in dieser Geschichte einen Übergang vom Witz zum Humor, vom Scherz zur »heiteren Gelassenheit« lesen können. Ein Übergang, der ermöglicht wird durch eine radikale Geste der Gastfreundschaft des Pflegers. Das im Scherz erfahrene Lachen verdichtet sich im (symbolischen) Aufsetzen des Jägerhuts; die Gastfreundschaft in der vertrauensstiftend »lächelnden« Einladung ins Schwesternzimmer und im Servieren des Biers; Heiterkeit und Gelassenheit des Humors verdichten sich in der (symbolischen) Bierflasche, die nicht nur ein gut schmeckendes Getränk, sondern auch den Geschmack von »Menschlichkeit« enthält.

Beginnen wir mit dem Scherz und dem Lachen. Das Aufsetzen des Jägerhuts impliziert oder ermöglicht zunächst eine Distanzierung zum unmittelbar Gegebenen, die Alltagswelt von Krankheit und Krankenhaus

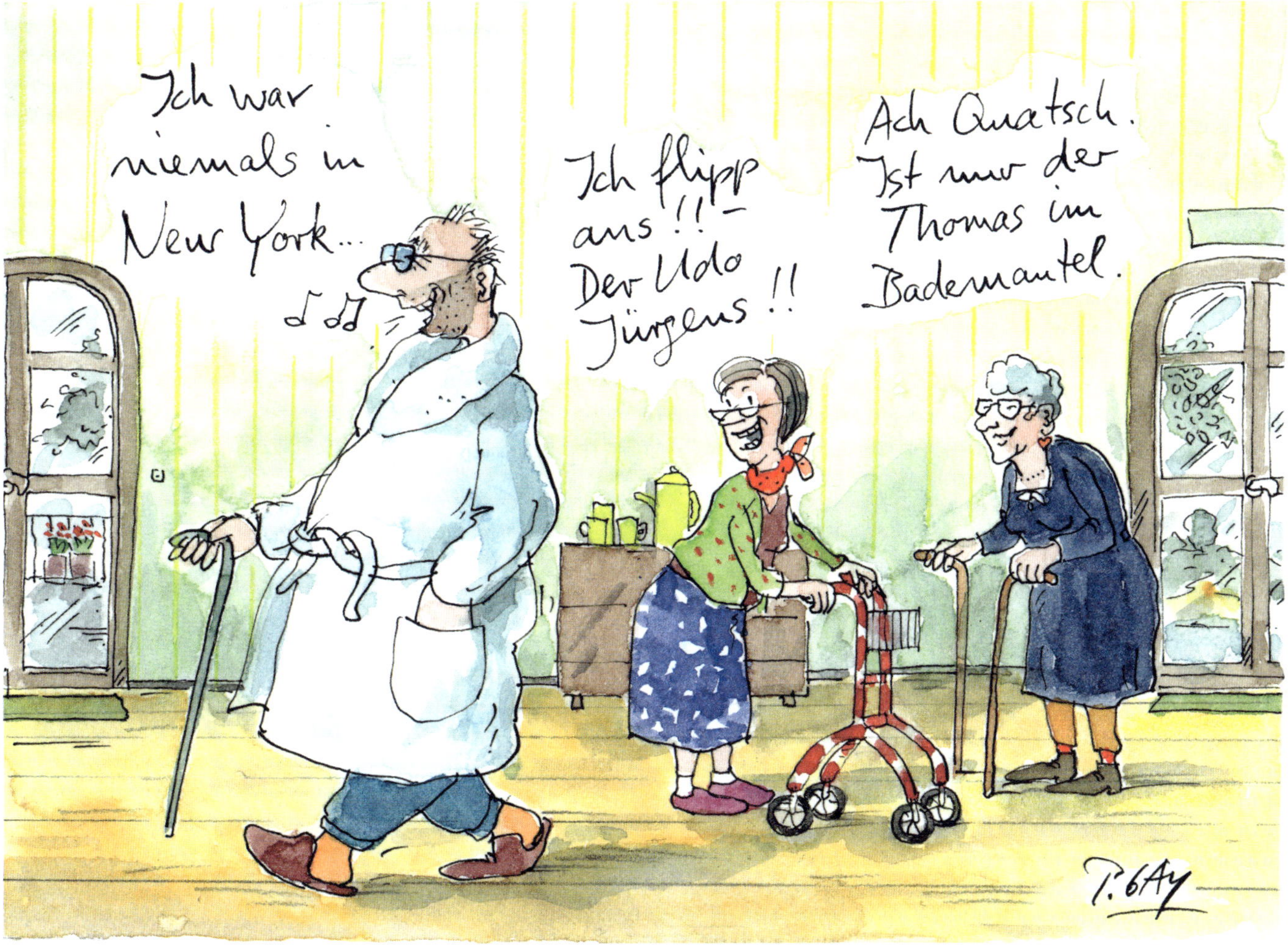
Ich war niemals in New York...
Ich flipp aus!!! – Der Udo Jürgens!!
Ach Quatsch. Ist nur der Thomas im Bademantel.
P. GAY

wird wie in Klammern und ihre schmerzhaft aufdringliche Geltung wird außer Kraft gesetzt. Der Humor bleibt dabei in einer innigen Verbindung mit dem Ernst der Lage:

»Der Ernst kennt und weiß um die Tragik der Situation und ihre Ausweglosigkeit. Der Humor versucht durch Verschieben eine Diskrepanz zu Wege zu bringen, um nicht in eine Identität mit dem Verhängnisvollen zu geraten« (Müller 2018: 211).

Das Aufsetzen des Jägerhuts impliziert oder ermöglicht außerdem eine Kommunikation jenseits der gewohnten Verständigungsroutinen sowie jenseits der Dominanz der Fachsprachen und eröffnet einen Begegnungs- und Kommunikationsraum des Allgemein-Menschlichen. Und es ermöglicht schließlich von anderen und von sich selbst anders und vollständiger ›gesehen‹ zu werden, nicht nur in einer Rolle (als Kranker, Alkoholiker usw.), sondern als Person. Die scherzhafte Aktion dient der Aufrichtung der Person durch die »[…] Weigerung, mit der Erkrankung übereinzustimmen und sozusagen mit ihr deckungsgleich zu werden […] Wir sind mehr als die Verhältnisse, in denen wir uns befinden.« (Müller 2018: 212).

Das ist nicht wenig, was der Scherz zu leisten vermag. Aber der bloße »Scherz« scheitert dennoch daran, die tieferen Lebensthemen zu thematisieren und die einseitig kurativen Routinen des Medizinbetriebs substantiell und auf etwas anderes hin zu unterbrechen – nämlich auf das Sterben lassen und das Sterben können hin. Hierzu bedarf es einer stärkeren Intervention, die nicht aus der Selbstsorge, sondern, wie es scheint, nur aus der Fürsorge geschöpft werden kann – und in der das Lachen vom Scherz hin zu gelassener Heiterkeit den Charakter ändert. Diese Intervention können wir als radikalen Akt der Gastfreundschaft interpretieren.

Das Lächeln und die Gastfreundschaft

»Was passiert, wenn jemand eines Tages an meine Tür klopft, bei mir zuhause, obwohl ich niemanden eingeladen und niemanden erwartet habe, aber ich stehe Angesicht zu Angesicht mit einem völlig Fremden, auf der anderen Seite der Tür, der mich fragt, ob er eintreten dürfe.« (Vigneault 2020: 259, eigene Übersetzung).

In dieser Szene sieht der kanadische Philosoph und Vertreter einer éthique de l'hospitalité Luc Vigneault den ethischen Testfall, die anthropologische Urszene schlechthin. Nun lässt sich diese an der empirischen

Realität des geflüchteten oder reisenden Fremden orientierte, ethische Urszene nicht gerade eins zu eins in unsere Szene im Krankenhaus übersetzen. Auch klopft ja nicht der Patient an die Tür, sondern der Pfleger hat eine Tür gezeigt und aufgemacht, von der der Jäger gar nichts wusste (oder davon, was dahinter alles möglich ist). Und es war der Pfleger, der gebeten hat einzutreten – nicht umgekehrt.

Aber die Erfahrung des Fremden (jemand oder etwas) ist auch allgemeiner und grundsätzlicher zu betrachten. Bernhard Waldenfels hat in vielen phänomenologischen Untersuchungen gezeigt (Waldenfels 1997.), dass im Kern der Fremdheits-Erfahrung stets die Überschreitung einer vertrauten Ordnung steckt. Das Eindringen eines Anderen (etwas oder jemand) setzt eine gegebene Ordnung irgendwie aufs Spiel. Das wird zunächst als Bedrohung erfahren, kann aber in Bereicherung verwandelt werden. Waldenfels unterscheidet hier verschiedene Intensitätsgrade des Fremden. Das strukturell Fremde liegt außerhalb einer bestimmten Ordnung (z.B. die Spielregeln des Krankenhauses), das radikal Fremde zerstört jegliche Ordnung (z.B. Tod, Krankheit).

Es wird deutlich, dass der Pfleger die Ordnung des Krankenhauses überschreiten musste, um der Zerstörung des Lebens durch Scheitern, Schuld und Tod etwas entgegenzusetzen. Das ist das »Momentum« der Gastfreundschaft: der Übertritt über die Schwelle (in dem Fall des »Schwesternzimmers«), wodurch eine gegebene Ordnung der Dinge aufs Spiel gesetzt wird, ins Chaos gerät, weil sie offensichtlich der Vielschichtigkeit und Verwicklung der Dinge und Verhältnisse nicht mehr gerecht wird. Die Chance auf eine neue, noch nicht greifbare Ordnung ist eröffnet.

Ich möchte darauf hinweisen, in welchem Maße dieser Pfleger für diesen Akt der Menschlichkeit eine gegebene und vertraute Ordnung verlassen, durchbrechen musste, um eine Begegnung zu ermöglichen, die etwas Ordnung in eine irrlichternde Seele bringen wird. Er hat seinen Job riskiert, seine Rolle, die Konventionen, fast schon Gesetze radikal überschritten. Ohne personal-überschießende Hingabe (im Großen, aber auch im Kleinen), über Dienstvertragliches, Rollenprofile, Leistungskataloge hinaus, ist die Sorge für andere eine halbierte. Es gehört zur Paradoxie der Sorge, dass sie ohne Grenzüberschreitung und »Einlass des Fremden« nicht vollständig ist (Schuchter 2016 und 2019).

Ich stelle mir außerdem vor, dass der Pfleger das Bier dann mit einem augenzwinkernden Lächeln serviert. Überhaupt scheinen Akte der Gastfreundschaft, wie das Öffnen des Eigenraumes für Gäste oder Fremde,

das Betreten eines Fremdraumes, das Servieren von Speis und Trank, stimmigerweise von Lächeln begleitet zu sein. Wann lächeln wir – oder wie können wir dieses Lächeln deuten?
»Man lächelt wenn man die Welt stimmig erfährt. Lächeln heißt übereinstimmen und danken«, schreibt Fulbert Steffensky (Steffensky 2017: 89.). Ich möchte ein wenig widersprechen und hinzufügen, dass im Lächeln, gerade an der Schwelle, wo Fremde einander begegnen, diese Übereinstimmung und der Dank noch nicht gegeben sind. Das Lächeln ist der (Vertrauens-)Vorschuss, der es dem anderen ermöglicht, etwa dem Gast, übereinzustimmen und zu danken, das Friedensangebot anzunehmen. Lächeln ist nicht (immer) unmittelbar Ausdruck von Übereinstimmung und Dank, sondern die Einladung dazu. Es zeugt nicht von vornherein von Vertrautheit, sondern sucht Vertrauen zu stiften (Waldenfels 2012: 255-314). Nicht umsonst verharrt Lächeln manchmal zweideutig zwischen einer ängstlichen und (gegebenenfalls demonstrativ) vertrauensvoll-gelassenen Gefühlslage und Mimik.
Das Durchbrechen der Ordnung (Einlass ins Schwesternzimmer, Alkohol auf Station usw.) angesichts der Zerstörung jeglicher Ordnung (Krankheit, Tod) ist ein riskantes, von einem einladenden Lächeln begleitetes Wagnis. Diese Geste stiftet Beziehung auf einer tieferen Ebene, lässt so etwas wie Transzendenz erfahren (was der Jäger »Menschlichkeit« nennen wird) – und ermöglicht insgesamt dem Jäger von der Quasi-Souveränität des Scherzes und des Lachens überzugehen zu einer tieferen Seelenbewegung, in der der Humor zur »heiteren Gelassenheit« wird.

Humor und Gelassenheit

An diesem Punkt lässt sich Humor eben nicht mehr im Muster von »Witz-Pointe-Lachen« verstehen, sondern muss als Haltung oder Lebensform aufgefasst werden, einer »[...] Einstellung zum Leben insgesamt, die die Unzulänglichkeiten des Daseins durchschaut, sich aber in liebevollem Verstehen über das Leben, oder – unter dem Aspekt der Demut gesehen – auch unter das Leben, stellt« (Müller 2018: 214).
Humor in diesem Sinne wurde etwa von Kuno Fischer in seiner Schrift »Über den Witz« (Fischer 2005) als eine Doppelbewegung des Gemüts beschrieben. Die Dinge der Welt überwältigen und beherrschen uns in Grenzsituationen einerseits, wir erfahren uns als das »Unendlichkleine« im Verhältnis zum »Unendlichgroßen«. Aber dieses Erdrücktwerden erfährt eine Gegenbewegung, in der sich das Selbstgefühl wehrt

und wiederherstellt. So ist dann das Erheiternde umgekehrt das Freiwerden »von dem Drucke der Welt, von der Macht, womit die Dinge uns einengen und auf uns lasten.« (Fischer 2005: 76).

Was der Pfleger demnach serviert hat, das war neben dem Geschmack des Biers mehr noch der Geschmack freundschaftlicher Heiterkeit, die als tiefe »Menschlichkeit« erfahren wird. Es geht ja gar nicht um das Getränk und die Flasche, sondern um die (unausgesprochene) symbolische Dimension der Geste, die die eigentliche Wirkung und Seelenbewegung in diesem Sinne auslöst.

Die eine Richtung ist eine Art »Ergebung«: nämlich ein klarer Blick auf das, was ist und war, auf das eigene Leben und das Scheitern und die Schuld darin – aber vielleicht damit auch eine Art Relativierung der eigenen Geschichte und des Dranges nach Glück und Selbstvervollkommnung in diesem einen Leben: Es ist so, mein Leben ist so gelaufen, ich weiß das, ich kann es nicht mehr ändern, es ist nun nicht mehr in meiner Hand.

Odo Marquard sieht in der Todesnähe die Möglichkeit besonderer Theoriefähigkeit und stellt Bezüge zum Lachen her. Unser Blick auf die Wirklichkeit sei grundsätzlich illusionsbereit und illusionsanfällig, insbesondere weil er durch die Zukunft bestechlich sei. Diese Bestechlichkeit nehme in Todesnähe jedoch ab und dies führe zu einer heiteren Theoriefähigkeit:

> »Die Theorie [...] ähnelt dadurch dem Lachen; denn auch sie ist – wie das Lachen – eine Kapitulation vor Merkbornierungen vor der Wirklichkeit.« (Marquard 2000: 137)
> »... die Fähigkeit zum Lachen hat – wie die Theoriefähigkeit [...] – justament darum zu tun mit Bildung [...] Wer nichts mehr will, gewinnt – kompensatorisch – die Fähigkeit, viel zu sehen [...] Theorie [Lachen] ist das, was man macht, wenn nichts mehr zu machen ist.« (Marquard 2000: 137)

Nach Kant ist das Lachen die »Verwandlung einer gespannten Erwartung in nichts« (zit. in Marquard 2000: 137.). Das wäre die eine Seite der Bewegung, die im Humor steckt: die illusionslose Ergebung gegenüber dem, was uns übersteigt und nicht mehr mit menschlicher Macht zu ändern ist. Die Geste des Pflegers ermöglicht – über den Scherz hinaus –, dass der Jäger sich und den anderen (um vier Uhr in der Früh) nichts mehr vorspielen muss. Der Genuss des Biers ist insofern eine sehr »nüchterne« Angelegenheit.

Auf der anderen Seite steckt im Genuss des Biers bzw. in der Geste aber auch Erhebung – nämlich über das Leiden, über die Ohnmacht. Der Moment ist ein kleiner Sieg über das Scheitern und den Tod. Das ist vielleicht nur ein Augenblick, eine Ahnung, aber sie begründet eine bleibende Erfahrung dessen, was »Menschlichkeit« heißen kann: Ein anderer Mensch hat mich nicht verurteilt oder links liegen gelassen, hat mich nicht abgeschrieben, sondern trotz allem Verbindung gehalten. Vielleicht ermöglicht diese Geste der Einladung ins Schwersternzimmer zum Bier auch, dass sich Herr K. ein kleines Stück weit selbst vergeben kann? Dieses Aufrichten der Person scheint nun eher geschenkt als selbst vollbracht – und entspricht im freundschaftlich-heiteren Moment des gemeinsamen Bier-Trinkens einem Humor als »weinender Weisheit«.

> »Man lacht, wenn man die Unstimmigkeit der Welt wahrnimmt. Wir lachen, wenn Charlie Chaplin verzweifelt mitkommen will mit dem Tempo der Maschinen. Wir lachen, wenn der Clown mit seinen zu großen Schuhen laufen will. Es stimmt etwas nicht, darum lachen wir [...] Das Lachen ist eine weinende Weisheit: Das sind wir, die da stolpern; die nicht gut ausgerüstet sind für das Leben [...]. Es ist unsere eigene produktive Resignation vor dem Fragment Leben, vor seinen Schmerzen, seiner Unmöglichkeit und seiner Schönheit.« (Steffensky 2017: 89-90)

Heitere Spiritualität – jenseits (oder diesseits) von Sinn und Sinnlosigkeit

Man kann diese zwischenmenschlichen und seelischen Bewegungen des Humors in unterschiedliche Denkrahmen setzen. Ich möchte schlussfolgernd eine Verbindung von Humor und Spiritualität bzw. Spiritual Care ziehen. Das scheint mir erkenntnisreich. Außerdem ermöglicht uns dieser Gedankengang noch zu sehen, wie abgründige Ambivalenz und Alltäglichkeit des Daseins in Beziehung stehen. Hören wir noch einmal Helmuth Plessner: »Exzentrisch zur Umwelt, im Durchblick auf eine Welt steht der Mensch zwischen Ernst und Unernst, Sinn und Sinnlosigkeit und damit vor der Möglichkeit ihrer unauflösbaren, mehrdeutigen, gegensinnigen Verbindung ...« (Plessner 2005: 111).

Diese wiederholten Sprachfiguren Plessners sind bemerkenswert – denn er sieht im Lachen die Erfahrung radikaler Ambivalenz des Daseins: Sinn und Sinnlosigkeit. Es heißt nicht etwa: Sinn statt Sinnlosigkeit. Das ist keine Kleinigkeit, sondern ein wichtiger Hinweis, der uns vor einer flachen Vorstellung von Transzendenz, Spiritualität und Spiritual Care bewahrt. Wie meine ich das?

Wie Birgit und Andreas Heller bemerken, kommt es gegenwärtig und im Spiritual Care Diskurs rasch zu einer »Gleichsetzung von Spiritualität und Sinnsuche« (Heller et al. 2014: 27). Die Ursachen dafür sind in der Säkularisierung, einer postkonfessionellen Pluralisierung religiöser Überzeugungen, aber auch in einer gewissen »Psychologisierung« bzw. »Therapeutisierung« von Religion und Spiritualität zu finden (Heller et al. 2014: 21-28). Was aber bedeutet Sinn? Warum sollten wir uns vielleicht auch ein wenig Unbehagen gegenüber dem Topos von der Sinnsuche bewahren? Und warum ist Humor – so meine These – grundlegender und sozusagen »spiritueller« als der Sinn?

»Sinn« kann allgemein als Bedeutungsüberschuss (Schnell et al. 2018) verstanden werden. Was wir wahrnehmen, hat in der Regel auch noch Bedeutung, unser Handeln hat Ziele, unsere Alltags-Ziele verweisen

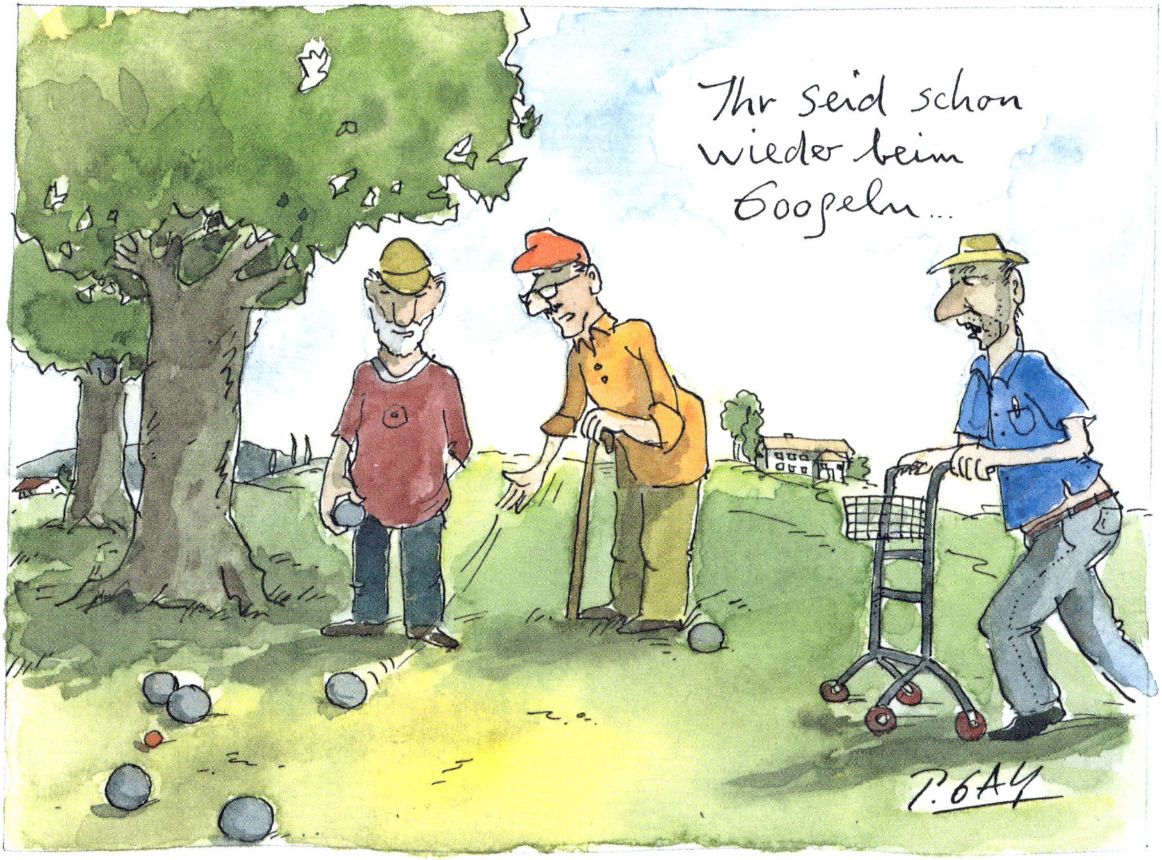

auf tiefere Lebensziele, diese und unser Leben sind insgesamt hineingenommen in ein größeres Ganzes, das uns trägt und in dem wir uns verstehen. Der Begriff des »Sinns« verweist auf ein bedeutsames Mehr im Unmittelbaren. Sinnlosigkeit, das Absurde, Verzweiflung und (existenzielle) Angst verweisen umgekehrt auf die schmerzhaft empfundene Abwesenheit eines solchen »Mehr«. Handeln und Leben werden bedeutungs- und ziellos, das Wahrgenommene ist schal, das Ganze trägt nicht, sondern ist ein Abgrund. Sinn ist das Andere von Sinnlosigkeit. Wir erstreben Sinn, um nicht an der Sinnlosigkeit zu verzweifeln. »Wer ein Warum zu leben hat, erträgt fast jedes Wie« lautet Viktor Frankls Paraphrase eines berühmten Wortes von Friedrich Nietzsche.

Dadurch läuft das Reden vom Sinn jedoch auch Gefahr, Verzweiflung und Leiden allzu rasch mit dicken Farben zu überpinseln, gar die Verzweifelten unter existenzial-sportlichen Leistungsdruck zu versetzen, Sinn zu finden oder ihrem Leben einen zu geben. Die Sinn-Rede droht totalisierend zu werden, sodass Haltungen und Lebensgefühle übersehen werden, die nicht im Begriffspaar Sinn-Sinnlosigkeit verstanden werden können. Was wir sehen, fühlen, denken, tun, hat möglicherweise gerade keinen Überschuss an Bedeutung. Dem Sinn steht nicht nur das Sinnlose gegenüber, sondern vielleicht einfach eine gelebte Gleichgültigkeit, die einen höheren Sinn weder fühlt noch braucht – und dennoch ganz glücklich existiert. In dieser Richtung empfiehlt etwa Odo Marquard eine »Diätetik der Sinnerwartung« (Marquard 1986): Nicht die Klage über den Verlust oder das Ausbleiben von Sinnerleben bringe uns weiter, sondern vielmehr die Reduktion unmäßig großer Sinnansprüche. Deshalb sei Sinn eher der »Unsinn, den man lässt« und die »Antwort auf die Lebenssinnfrage hängt mehr an den nächsten Dingen als an den letzten (Religiös könnte man sagen: Gott hat sie subsidiär geregelt)« (Marquard 1986):

> »Die Menschen verzweifeln nicht, solange sie immer gerade noch etwas zu erledigen haben: die Milch am Überkochen zu hindern, den Zug in den nächsten Bahnhof zu fahren, das Baby zu füttern, zu Ende zu operieren, das termindringliche Förderungsgutachten zu schreiben, dem Ortsfremden Auskunft zu geben [...] dadurch (durch diese kleinen Aufhalter im Sinne des Mini-Kat-Echon) kommen die Menschen [...] ständig zu spät zum Rendezvous mit dem absoluten Nein.« (Marquard 1986)

Taugt diese Lebensform des Aufgehaltenwerdens durch alltägliche Nein-Aufschieber auch in der Grenzsituation? Vielleicht müssen wir die Geschichte vom Jäger und Pfleger, um sie in ihrer Vielschichtigkeit zu erfassen, gerade auch von dieser alltäglichen Seite her lesen. Ein gutes Getränk mit einem neuen Freund ist vielleicht in jeder Situation ein guter Grund, das Rendezvous mit dem absoluten Nein der Verzweiflung zu verschieben.

Jedenfalls: Ganz logisch-analytisch betrachtet ist die Rede von Sinn und Sinnsuche eine (humorlose) zweistellige Relation. Ein Warum steht gegen das unerträgliche Wie, ein Sinn gegen die Sinnlosigkeit, ein A versus ein Nicht-A. Das Relationsgefüge des Humors als spirituelle Heiterkeit ist hingegen »dialektisch« – also (mindestens) dreistellig. Er ist Ausdruck und Bewältigung der unauflösbaren Ambivalenz des Daseins zwischen Sinn und Sinnlosigkeit. Im Humor erträgt der Mensch ein unerträgliches Wie gegebenenfalls auch ohne Warum! Mit einem Warum ein Wie zu ertragen – das ist irgendwie geheimnislos. Aber ein Wie zu ertragen »ohne Warum« (wie die berühmte Rose des Angelus Silesius), das stellt uns mitten in das Geheimnis der Existenz zwischen abgründiger Ambivalenz und aufschiebender Alltäglichkeit.

Aber in einer dialektischen Welt ist auch »das Geheimnis« wiederum etwas Einfaches und Offenkundiges. Bestimmt hat der Humor Grenzen – besonders dann, wenn nicht über sich selbst, sondern über andere gelacht wird. Oder wenn im Lachen Leugnung anstelle von Annahme der eigenen Verletzlichkeit steckt. Wenn das Lachen zur Pose statt zur »weinenden Weisheit« gerät. Aber sind diese Voraussetzungen einmal erfüllt, lässt sich vollkommen ambivalenzfrei und more geometrico eine Lebensformel angeben, wie man die Dinge mit spiritueller Heiterkeit betrachten und angehen kann – nämlich mit Karl Valentin (Zit. in Gutknecht 2020: 132) gesprochen so: »Jedes Ding hat drei Seiten, eine positive, eine negative und eine komische.«

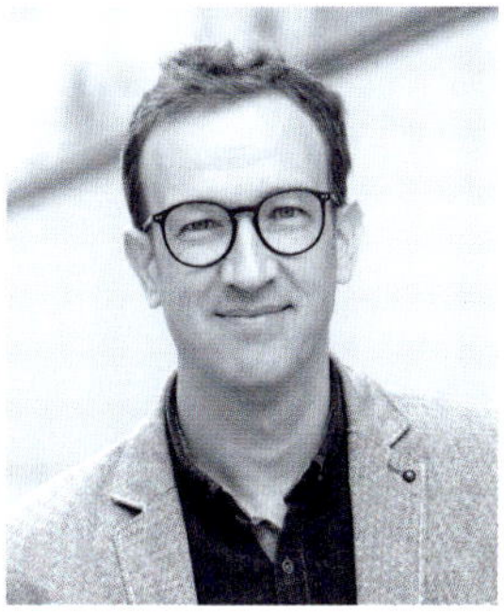
© privat

Dr. Patrick Schuchter

Jahrgang 1979, ist Philosoph und Diplomierter Gesundheits- und Krankenpfleger. Er leitet den Bildungsbereich »Hospiz, Palliative Care, Demenz« am Kardinal König Haus in Wien und ist wissenschaftlicher Mitarbeiter am Zentrum für Interdisziplinäre Alterns- und Care-Forschung (CIRAC) an der Universität Graz. Er leitet dort aktuell das vom Österreichischen Wissenschaftsfonds (FWF) geförderte Projekt »Philosophische Praxis in Palliative Care und Hospizarbeit«.

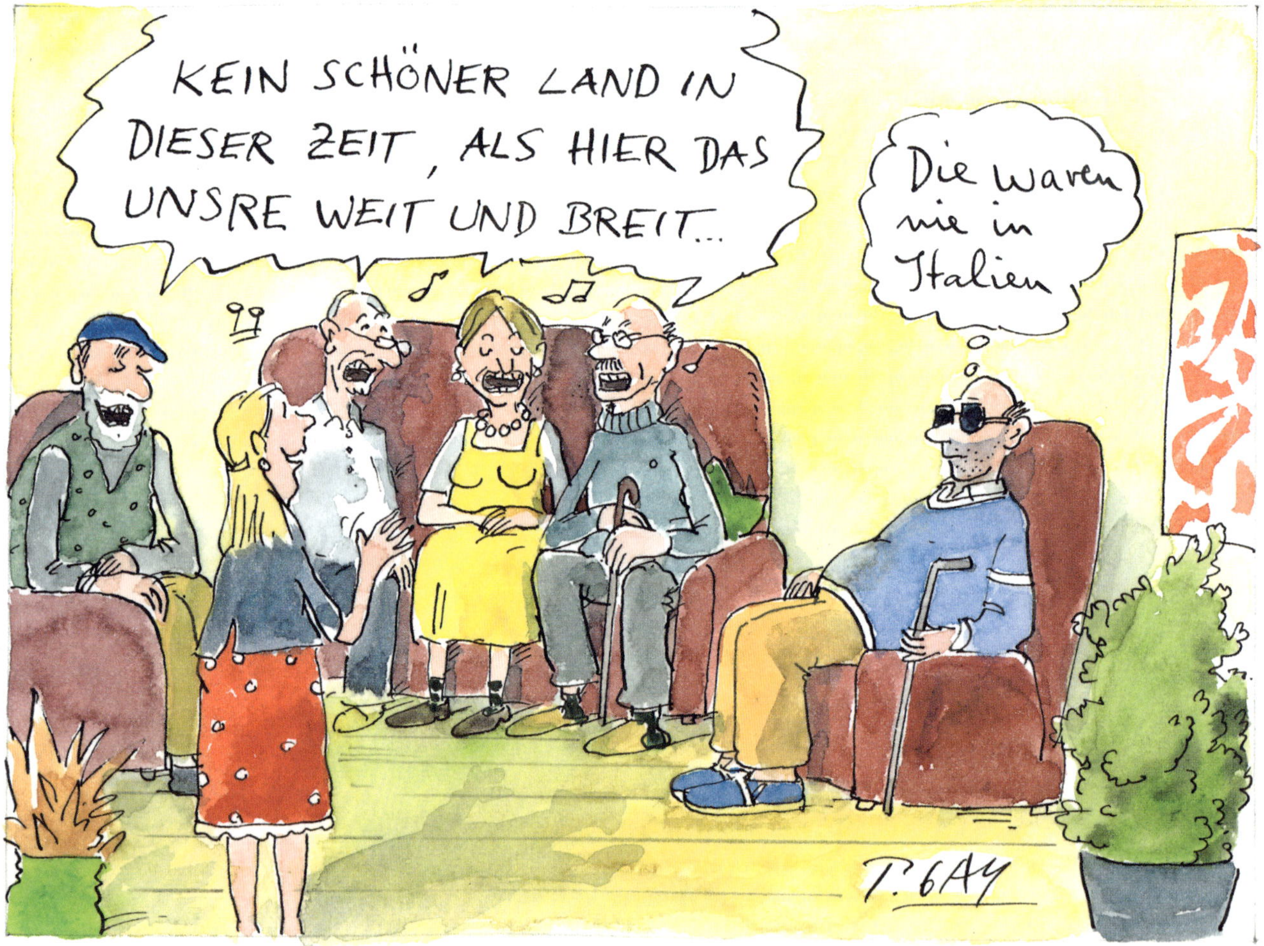
KEIN SCHÖNER LAND IN DIESER ZEIT, ALS HIER DAS UNSRE WEIT UND BREIT...
Die waren nie in Italien
T. GAY

König Lear – das verlorene Selbst

von Ron Zimmering

»Anfang eines Büchleins
Um nicht zu vergessen
Vergessenes vorlegen zu können
Und Mißverständnissen auszuweichen
Babka« — Zora Zimmering

Heute ist Premiere. Ich stehe mit meinen sechs Darsteller*innen hinter der Bühne und warte auf den Auftritt. Alle sind sehr aufgeregt, da sie das erste Mal vor ein Publikum treten. Der Theatersaal füllt sich allmählich.

Zwei Männer und vier Frauen, im Durchschnitt 67 Jahre, hatten sich für das Theaterprojekt KÖNIG LEAR – DAS VERLORENE SELBST angemeldet, um sich mit mir »spielerisch« dem Thema Demenz zu nähern. Ein Jahr harte Probenarbeit liegt hinter uns. Als »Expert*innen des Alters« setzen sie sich mit ihren persönlichen Erfahrungen, Ängsten und Erlebnissen ins Verhältnis zu der Geschichte des alternden und verwirrten Königs. Alle sind Lear. Jeden von uns kann es treffen, an Demenz zu erkranken. So losen wir zum Beispiel jede Vorstellung von Neuem aus, wen es aus unserer Gruppe treffen wird. Der/Diejenige muss dann immer neue Fragen beantworten: Möchtest du auf deine Demenz angesprochen werden? Möchtest du zum Spazierengehen gezwungen werden? Was soll man von dir nicht vergessen, auch wenn du es selbst vergessen hast? Mich berühren die Momente, in denen die Akteur*innen zusammen mit den Zuschauern in sich hineinhören und sich diesen Fragen aussetzen.

Zwischen den Szenen lese ich aus den Tagebüchern meiner dementen Großmutter vor. Als sich bei ihr im Alter von 84 Jahren die ersten Symptome einer Demenz zeigten, wurde ich Zeuge, welche Auswirkungen ein solcher Krankheitsverlauf auf Betroffene und Angehörige hat. Wir baten meine Großmutter, in einem

Tagebuch all ihre Erlebnisse und Gedanken festzuhalten. Zunehmend wurde sie sich der Verwirrtheit ihrer Niederschriften bewusst und radierte das Buch immer wieder aus, um es von Neuem zu überschreiben. Am Ende konnten wir nichts mehr erkennen. Zu lesen war nur noch: »Aus den Nachrichten mitzuschreiben ist nicht mehr möglich.«

Dieses ausradierte Buch war für mich das Sinnbild von Demenz. Es wurde für mich zu einem zwingenden Bedürfnis, das Erlebte auf die Bühne zu bringen und Menschen mit diesem Thema zu konfrontieren. Theater kann dabei einen sinnlich erlebbaren Zugang eröffnen. Im Theater können wir »Demenz üben«. Und wir sind nicht allein und können uns mit unseren Mitmenschen darüber austauschen, was uns bewegt. Ich glaube, nur wenn wir da hinschauen, wovor wir Angst haben, können wir diese Ängste auch abbauen. Im Saal wird es dunkel. Die Vorstellung beginnt.

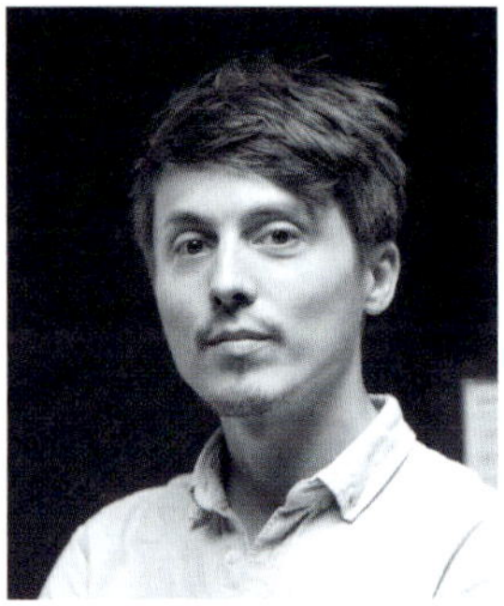

Ron Zimmering

Die Arbeit des Schauspielers und Regisseurs zeichnet sich durch die Verbindung klassischer Stoffe mit dokumentarischen und biografischen Elementen aus. Nach dem Schauspielstudium absolvierte er ein Regiestudium an der Theaterakademie Hamburg. Er inszeniert u. a. am Deutschen Schauspielhaus Hamburg, an der Hamburger Staatsoper und an den Theatern in Heidelberg und Osnabrück. Ausgehend von Shakespeares König Lear und den Tagebüchern seiner dementen Großmutter realisierte er 2014 mit sechs Senior*innen die Inszenierung KÖNIG LEAR – DAS VERLORENE SELBST.

Wankende Eselsbrücken

von Josef Brustmann

»Hast den Essay zur Demenz vergessen«, sagte Peter zu mir. Oh heiliges Schweinehirn, ja tatsächlich. Und da war ich schon mitten im Thema.

An den Rändern unserer enormen menschlichen Gehirnleistungen sitzen graue Eminenzen, die uns gerne hin- und her- und verschaukeln.

In einem Restaurant: Der Name einer mir schon lange bekannten Kellnerin fällt mir nicht mehr ein.

»Regula, oder?«, sage ich zu meiner Frau.

Sie überlegt und korrigiert ein paar Minuten später: »Ne, nicht Regula, Cordula heißt die.«

»Verdammt, ja, du hast recht, wie komm ich nur auf Regula?«

»Vielleicht, weil du bei ihr vor 10 Minuten ein Rehgulasch bestellt hast.«

Hoffentlich werde ich mal nicht dement oder bemerke es wenigstens nicht. So dement vielleicht, wie mein Nachbar, der neulich zu seiner Frau sagte: »Schwester, Sie müssen jetzt ganz schnell gehen, meine Frau kommt gleich heim.« Wie ausgeliefert man da ist, wie schutzlos. Wie alle Kostümierungen, Verstellungskünste, diplomatischen Verrenkungen, Höflichkeitsformen ins Leere laufen, einem alle Würde, aller individueller Schutz genommen wird, man »das Gesicht« verliert.

»Der Goebbels war bei uns im Dorf, 1939. Du, der hat reden kenna, noch schöner wia der Hitler. Ich war dann 4 Jahre als Funker im Krieg in Frankreich. Da Kriag, des war mei schönste Zeit.«

Ein schon älterer Bekannter hatte das so dahingesagt. 50 Jahre politischer Umerziehung hatte er einfach in seine Demenztasche gesteckt, geblieben waren nur die ganz alten, tief ins Unterbewusstsein eingegrabenen Lebensprägungen. Keine Kontrolle mehr, kein Ausweg, keine Rückkehr in die geistige Vollmacht, in persönlichste, private, intimste Eigengröße, Autonomie, Wahrheit.

Wenn man noch »gut bei Verstand« ist und einem dennoch plötzlich Wörter, Begriffe, Namen fehlen.

Wenn man ein Buch liest und erst im zweiten Kapitel bemerkt: »Verdammt, das habe ich doch schon mal gelesen vor drei Jahren!« – wie verletzt und panisch man da schon ist. Wenn man bestimmte Begriffe nur noch über Eselsbrücken erreicht und dann auch die Eselsbrücken ins Wanken geraten und man sich vielleicht auch noch eine Eselsbrücke hin zur Eselsbrücke baut.

Der, zugegebenermaßen nicht ganz geläufige, Namen eines italienischen Schriftstellers war uns nicht mehr eingefallen. Um vier Uhr nachts weckt mich meine Frau sanft, flüstert leise: »Gabriele D`Annunzio« und schläft erlöst weiter.

Immer wieder erschrickt man im Älterwerden vor diesem »Wegrutschen« seiner geistigen Fähigkeiten, dem Verlust großer, leidenschaftlich sich angeeigneter Bildungs- und Wissensschätze. Doch muss man diese Verluste auch in Relation setzen zu den gigantischen Informationsströmen, die heute auf unser Neandertalergehirn einstürzen, wie viele Fakten, Namen, Begriffe, Ereignisse, Erzählungen, Codes, Zahlenkombinationen, Kennwörter, PINs wir uns merken müssen. Und irgendwann ist die Festplatte voll und unser Kopf will sich beschränken auf das Lebensnotwendige, Überlebenswichtige.

Aber leider macht er das Aussieben ohne uns, ohne uns zu fragen und raubt uns dabei das Allerwichtigste: unsere gedankliche Autonomie. Jedoch noch nicht die Persönlichkeit, die schwindet erst bei schwerer Demenz, die uns – bei Lethe, dem griechischen Gott der Vergesslichkeit – erspart bleiben möge!

Die wenigen gänzlich dementen Menschen in meinem Lebensumfeld hatten alle schwerste Lebensschicksale zu ertragen. Vielleicht war das ihnen zugemutete Schicksal auch eine zu große, zu schmerzhafte, zu quälende Last. Das gänzliche Vergessen eines schlimmen Lebens mag dann vielleicht auch eine Gnade sein. Vom Fluss des Lethe mussten in der griechischen Antike alle Menschen vor ihrer Wiedergeburt trinken, um ihr altes Leben zu vergessen. Also für alle, die wiedergeboren werden wollen: Ein Backup der Festplatte wäre ratsam.

Demenz kann manchmal auch genial komisch sein. »Hier deine beiden Schuh«, sagt Arno Geiger in seinem unglaublich schönen Demenzbuch »Der alte Kaiser in seinem Exil« zu seinem Vater. Sein Vater erwidert: «Wo bleibt der Dritte?«.

Tragisch-anrührend die Geschichte, die mir ein Musikerkollege neulich erzählte: Seine Großmutter hätte ihren dementen Mann in der Pflegestation besucht. Sie habe jetzt für ihre Beerdigungen alles organisiert, »wir lassen uns ja verbrennen«.

Und ihr Mann fragt: »Wann?«

»So, Frau Schubert, was machen wir denn heute?«, begrüßt ein mit mir befreundeter Physiotherapeut eine 90-jährige, demente Dame. Ihre Antwort in Gegenwart ihres Mannes war überraschend: »Sex!«.

An einem 24. Dezember: Weihnachtsfeier zusammen mit dem ehemaligen Landesbischof Bedfort Strom in einem evangelischen Demenz-Zentrum in München. Ich sang mit den Demenzkranken dort Weihnachtslieder. Sie machten alle begeistert mit, ohne Ausnahme, und sie sangen die Lieder »vergessenheitsselig« mit sämtlichen Strophen auswendig. Ein kleiner hoffnungsvoller Trost für alle Betroffenen, dass nicht alles dahinschwindet.

Als wir anschließend beim Essen saßen, vor unseren Wiener Schnitzeln, griff sich eine der dementen Damen Bedfort Stroms Schnitzel über dessen Rücken hinweg mit der Hand und rannte schuldbewusst wie ein kleines Kind davon. Aufruhr, Aufregung, neues Schnitzel. Und dann aber ein erneutes, sagenhaft präzises, erfolgreiches Attentat der Schnitzeldiebin auf dieses zweite Schnitzel.

Am Tisch herzliche Freude, vielleicht auch über das Gespür der Dementen, sich zielsicher ausgerechnet den Ranghöchsten am Tisch zweimal hintereinander ausgewählt zu haben. Wie gesagt: Es schwindet nicht alles dahin.

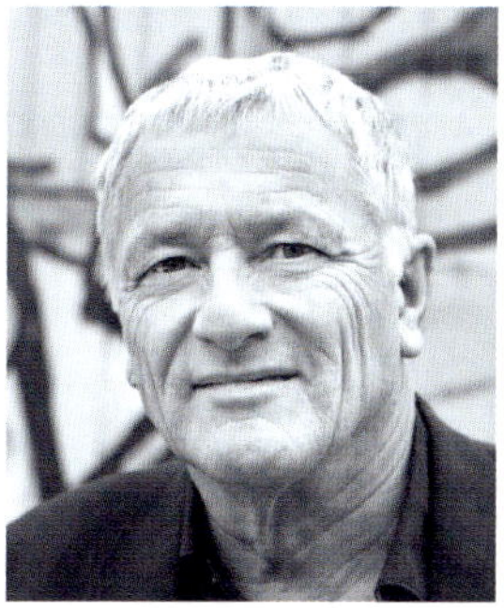

© privat

Josef Brustmann

geburtstag 28.12.54
13 schuljahre durchlitten
trotzdem lehrer geworden
bühne gewechselt
kabarettist geworden
einige preise
theater-gedichte
3 schöne kinder
6 schöne enkelkinder
2 frauen (nacheinander)
der lebenslauf wird immer länger
das leben immer kürzer

Komplott

von Bernd Schroeder

Seit der Großvater seinen Namen nicht mehr weiß, fragt er immer wieder, warum sein Freund Josef Berthold nicht zu seinem achtzigsten Geburtstag gekommen ist. Aber Josef Berthold sei er doch selbst, sagt die Großmutter, worauf er sie mit den wenigen polnischen Flüchen beschimpft, die er im Krieg gelernt hat, da er sie für die polnische Putzfrau hält, die die Großmutter angestellt hat, um sich vor der Hausarbeit zu drücken, was sie nur tue, um ihn zur Weißglut zu bringen. Die polnische Putzfrau wiederum ist eine kroatische Putzfrau, die, wie der Großvater sagt, mit dem Mann hinter dem fremden Gartenzaun unter einer Decke steckt, denn dieser Mann, ein Russe, der Franz der Nachbar war, ehe Großvater neu zu denken begann, ist nämlich hinter der Großmutter her. Da sei ein Komplott im Gange, an dem seit einiger Zeit auch sein ehemaliger Freund Josef Berthold beteiligt sei, weswegen er jetzt durchschaue, warum der nicht zu seinem neunundsiebzigsten Geburtstag gekommen sei, wo sich nicht einmal der Bürgermeister zu schade gewesen sei zu kommen. Um den Umtrieben um die Rockschösse der Großmutter endlich ein Ende zu setzen, bittet der Großvater die kroatische Putzfrau, die er für die Großmutter hält, ihm das Gewehr aus dem Schlafzimmerschrank zu bringen, damit er den russischen Schürzenjäger abknallen könne. Die Gebetene sagt, sie habe ihm doch gestern schon das Gewehr gegeben, und da habe er doch den Russen da drüben erschossen. Zufrieden lächelt der Großvater und sagt, dass er das jetzt fast vergessen hätte, aber nun sei ja das Wichtigste erledigt, er müsse jetzt nur noch diesen gottverdammten Josef Berthold abknallen. Das, sagt die Großmutter in Form der kroatischen Putzfrau, könne er doch morgen erledigen.

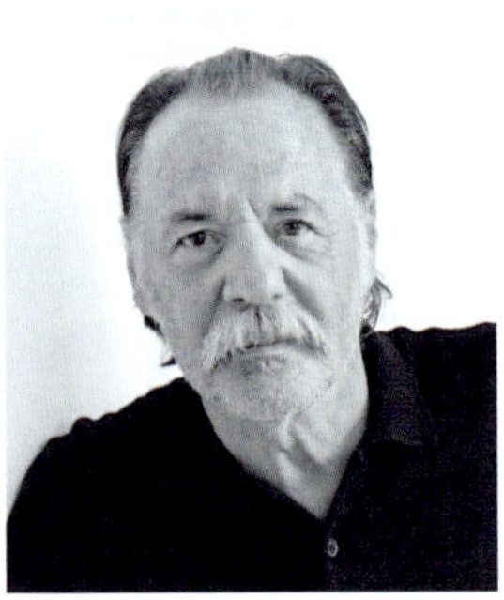

Bernd Schroeder

geboren 1944 im heute tschechischen Aussig, wuchs im oberbayerischen Fürholzen auf. Er lebt in Ahrenshoop, an der Ostsee. Als Autor und Regisseur zahlreicher Hör- und Fernsehspiele erhielt er 1986 den Adolf-Grimme-Preis und 1992 den Deutschen Filmpreis. Romane: Versunkenes Land (1992), Unter Brüdern (1996) Madonnina (2005), Hau (2006), Alte Liebe (2009, mit Elke Heidenreich), Auf Amerika (2012), Wir sind doch alle da (2015) Warten auf Goebbels (2017), Fast am Ende der Welt (2021).

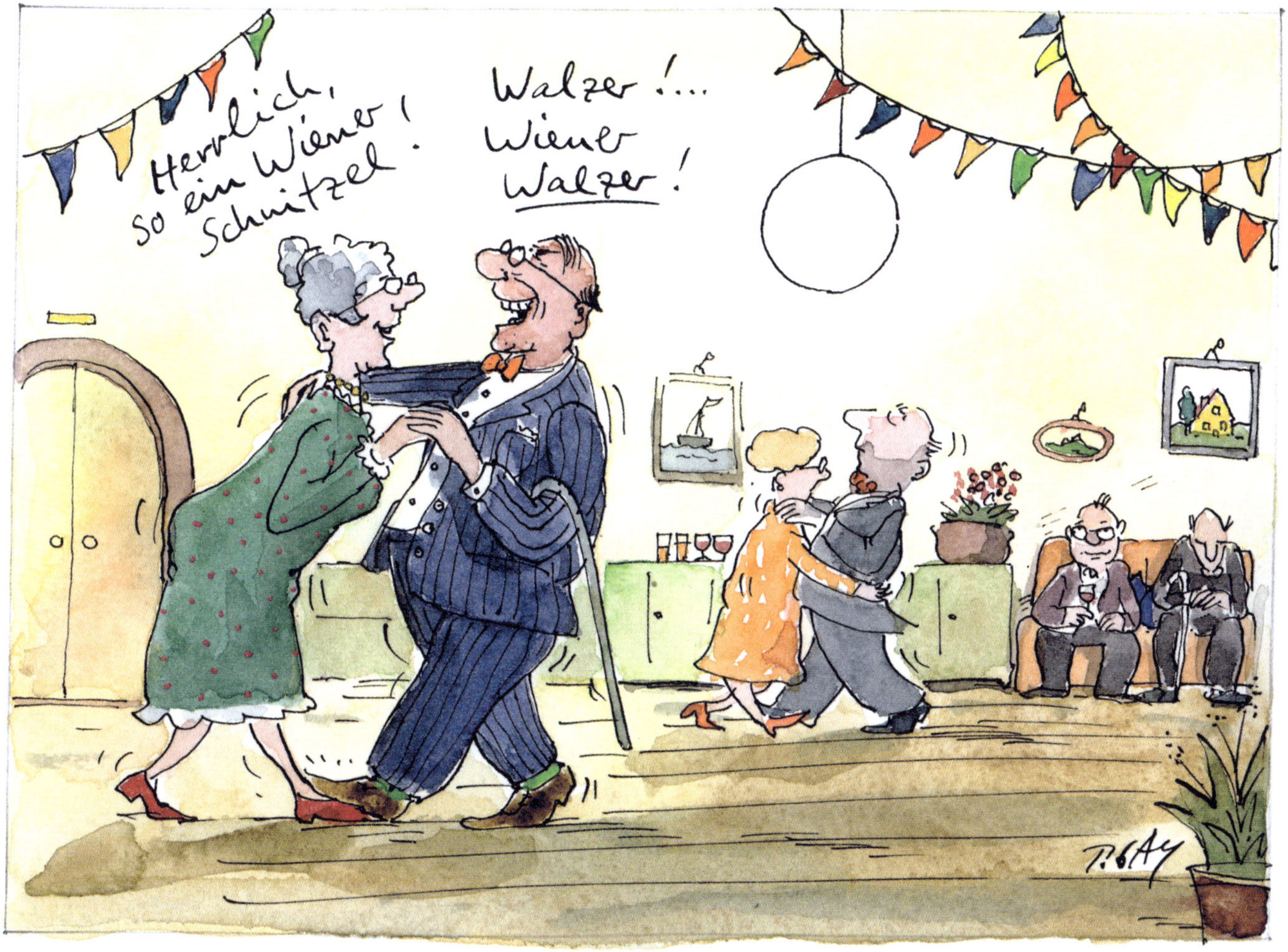
Herrlich, so ein Wiener Schnitzel!
Walzer!... Wiener Walzer!
P. GAY

Ich seh doppelt

von Sophie Rosentreter

Irgendwo im Osten von Deutschland, irgendwann in den letzten zehn Jahren. Ich bin in einem Altenpflegeheim und darf eine Schulung für die Mitarbeiter zum Thema »Demenz mit Leichtigkeit begegnen« geben. Es ist Sommer. In der Pause gehe ich in den Garten und suche, wie immer, die Nähe zu demenziell veränderten Bewohnern.

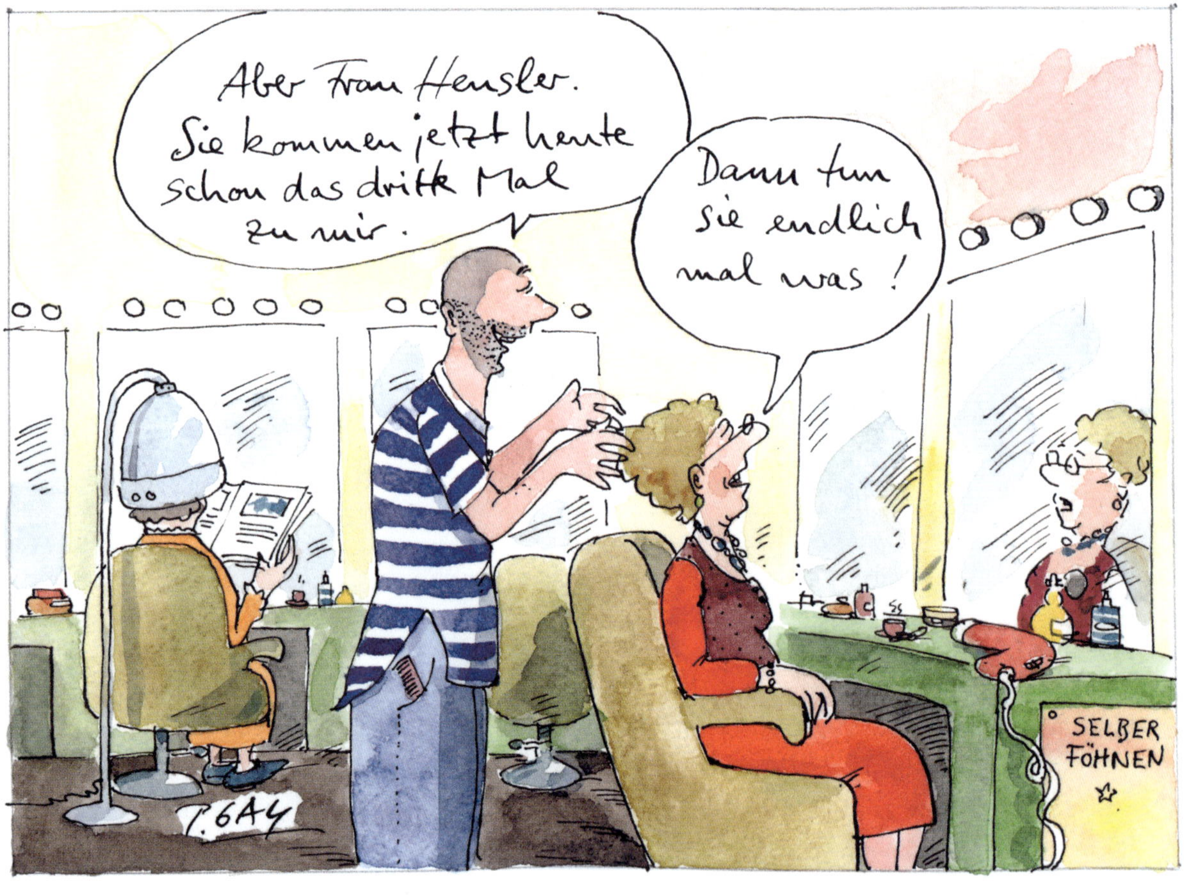

Ich setze mich neben eine alte, wunderschöne Dame auf die Bank. Ihre Haare sind zu einem grauen, dicken Zopf zusammengebunden und ich erkenne in ihren offenen Gesichtszügen und dem Leuchten in den Augen das Kind und die junge Frau aus vergangenen Tagen.

Ich strahle sie an und stelle mich vor: »Hallo, ich bin Sophie Rosentreter« und strecke ihr meine Hand entgegen. Ganz zugewandt nimmt sie diese, strahlt zurück und sagt ebenfalls mit voller Überzeugung: »Hallo, ich bin Sophie Rosentreter.«

Mein Ego, mein Verstand völlig aus der Bahn geworfen, suche ich kurz nach Worten, einem logischen Gedanken, um dem zu begegnen – und lasse dann zum Glück gleich wieder davon ab.

Augenblicklich wird mein Grinsen noch viel breiter und ich sage und meine: »Oh wie schön! Es freut mich sehr, sie kennenzulernen!«

Und so begegnete ich mir selbst an einem fremden Ort, durch eine fremde Person, völlig überraschend, ganz verbunden.

Liegt jetzt in diesem Moment eine Weisheit, ein Hauch von: »Wir sind alle verbunden«? Oder liegt darin nur das oberflächliche Bild (die Symptomatik) einer Demenz? Für mich steht genau dahinter eine Haltung.

Natürlich habe ich mich für die erste Sichtweise entschieden und bekam zu meinem Glück noch ein Abschiedsgeschenk dazu: die blaue, selbstgepflückte Blume, mit der sie die ganze Zeit in ihrer Hand gespielt hatte.

Ich habe sie zwischen die Blätter eines meiner Bücher gelegt, die ich auf Reisen mithatte. Allerdings habe ich vergessen, in welches. Ich habe sie wohl leider verloren.

Und so schließt sich der Kreis. Vergessen ist nicht schön und nur selten hilfreich. Aber viel wichtiger als das, was wir wissen, ist das, was wir sind. Möge das was mit Dankbarkeit, Liebe, Lebensmut und einer Prise Pippi Langstrumpf sein.

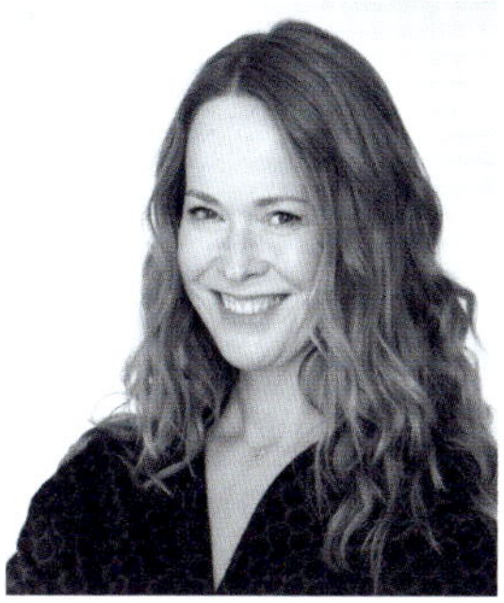

© Katrin Schöning

Sophie Rosentreter

Jahrgang 1975, ehemaliges Model und MTV-Moderatorin, ist Botschafterin der Menschen mit Demenz und rückt die Krankheit des Vergessens ins Bewusstsein der Gesellschaft. Sie entwickelt mit »Ilses weite Welt« Produkte, die Betroffenen und Angehörigen wieder eine Begegnung auf Augenhöhe ermöglichen und coacht seit Jahren Führungskräfte und Mitarbeitende im Pflege-Bereich. Dabei beeinflusst sie die öffentliche Sicht auf das Demenz-Syndrom mit erfolgreichen Büchern und Medien.

DEMENSCH lernen

von Holger Göpel

Meine erste Begegnung mit dem Thema Demenz habe ich überhaupt nicht als solche wahrgenommen. Es war einfach schräg. Eines Morgens in meiner Schulzeit in Hannover, es mag 1970 gewesen sein, kam mein Freund Hansi grinsend auf mich zu – mehr noch als sonst. »Du glaubst nicht, was Bruno passiert ist«, legte er gleich los. Bruno, das war sein Vater, gebürtiger Berliner, ehemaliger Leiter einer Commerzbank-

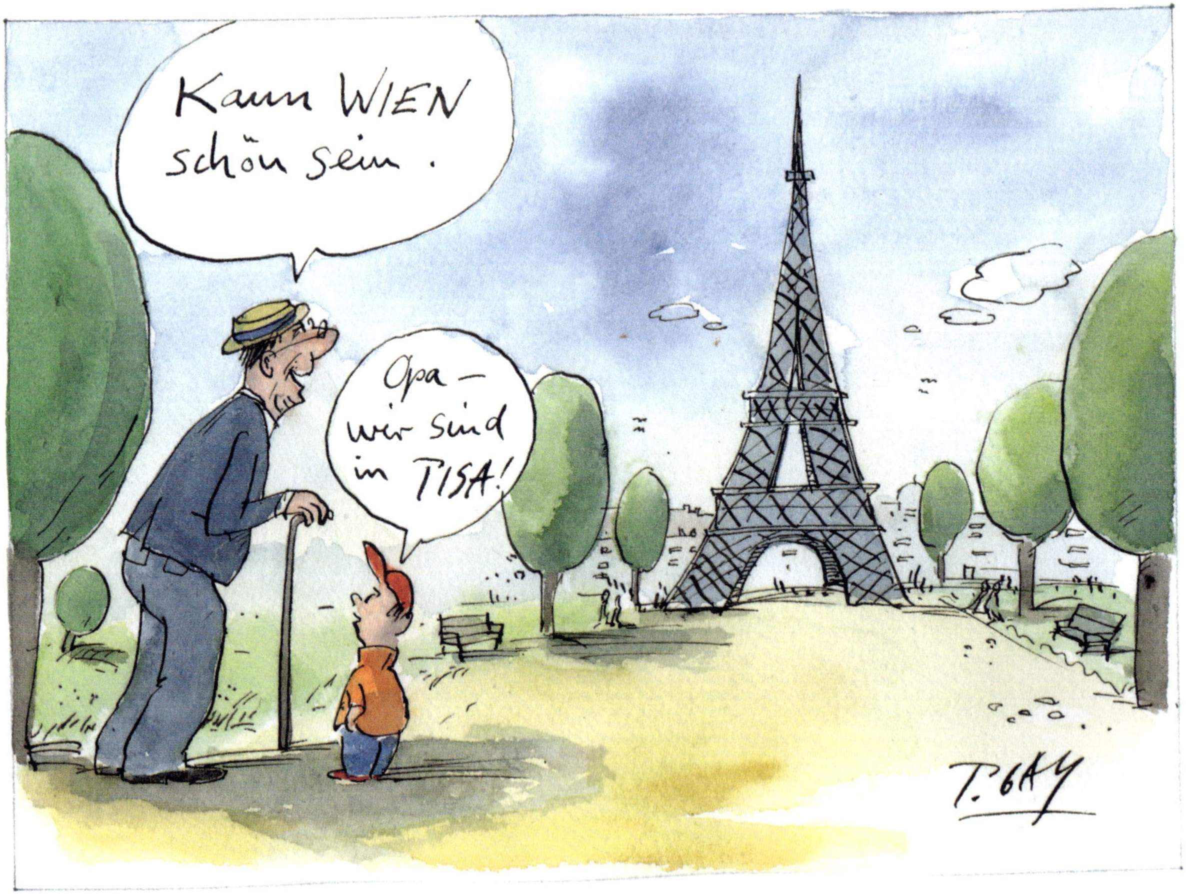

Filiale in Hannover und bereits pensioniert. Stets freundlich, distinguiert und besonders altersmilde das lebhafte Treiben seines spätgeborenen Sprösslings verfolgend. Für die Erziehung war die Mutter zuständig, die das Leben der Familie energisch organisierte. Der freundliche Bruno war in der Nacht zuvor von der Polizei in Gewahrsam genommen worden. Ein ungeheuerlicher Vorgang für die bürgerliche Familie. Was war geschehen?

Auf mein ungläubiges Staunen hin erzählte mir mein Freund, was sein Vater angestellt hatte, sodass er ins Visier der Polizei geriet. Bruno war in seinem Opel Rekord auf einem Schnellweg in Hannover von einem Streifenwagen angehalten worden, als er mitten in der Nacht Runde um Runde in einem Kreisverkehr zurücklegte. Die Polizisten hatten dem verdächtigen Kreiseln eine Zeitlang zugeschaut und dann den Wagen gestoppt. Auf die Frage, ob er etwa betrunken sei, antwortete er entwaffnend: »Ich suche die Ausfahrt Charlottenburg, ich will jetzt nach Hause.« Die Polizisten fühlten sich von dem älteren Herrn veralbert und nahmen ihn mit auf die Wache, wo ihn seine Gattin abholen konnte. Wir haben herzhaft gelacht. Mensch, der Bruno, krass – die Polizisten verarscht. Wer hätte ihm das zugetraut!

Nun, heute weiß ich es besser. Bruno war ein freundlicher Herr – mit einer beginnenden Demenz. Gelernt habe ich daraus: Menschen mit Demenz haben keine Weglauftendenz, sondern eine Hinlauftendenz. Sie sind auf der Suche nach Orten, die ihnen vertraut sind, die ihnen Sicherheit vermitteln. Deshalb suchte Bruno die Ausfahrt Berlin-Charlottenburg, um nach Hause zu kommen.

Und deshalb sollten nicht nur Polizisten vor dem Hintergrund einer steigenden Zahl von Menschen mit Demenz in unseren Quartieren geschult werden, um deren manchmal sonderliches Verhalten zu verstehen.

Wir alle müssen »DEMENSCH« lernen.

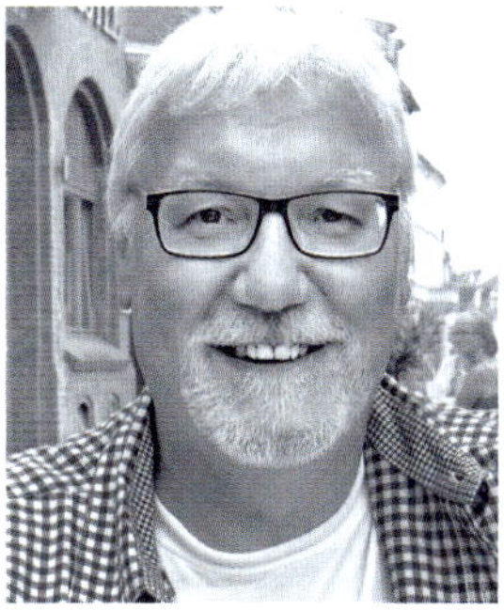
© privat

Holger Göpel

Jahrgang 1955, studierte Ökonomie an der Leibniz Universität Hannover und begann seinen Berufsweg 1981 im Vincentz Verlag, wo er die Redaktion der Fachzeitschrift ALTENPFLEGE übernahm.
1989 – 1999 war er verantwortlich für Bertelsmann Fachtitel wie Geriatrie und Neurologie. 1999 – 2017 befasste er sich wieder bei Vincentz im Verlagsbereich Altenhilfe mit Entwicklungen im Bereich Pflegemarkt (CARE INVEST). 2018 bis zum Eintritt in den Ruhestand 2020 baute er für die Schlütersche mit dem sgpREPORT das Themenfeld Sozial-, Gesundheits- und Pflegewirtschaft auf.

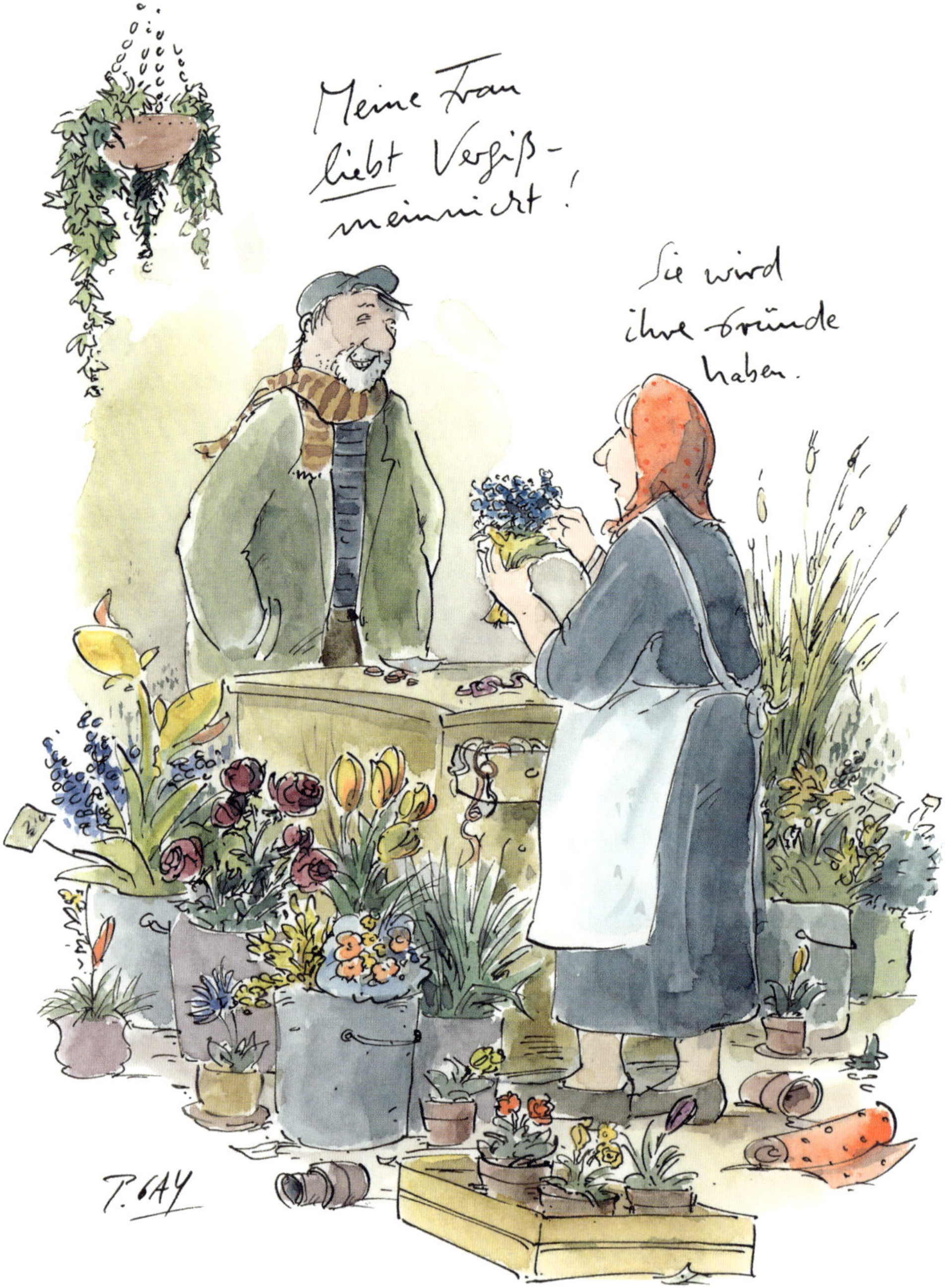
Meine Frau
liebt Vergiß-
meinnicht!
Sie wird
ihre Gründe
haben.
P. GAY

Das Demenzielle Syndrom

von Jan Weiler

Es gibt da einen Werbespot, der mir echt Angst einjagt. Er läuft bei den öffentlich-rechtlichen Programmen, richtet sich also eher an ältere Mitbürger und handelt davon, wie ein Herr in einem hellen Trenchcoat einem anderen Herrn begegnet, den er freundlich grüßt. Leider fällt ihm jedoch der Name seines Gegenübers nicht ein, deshalb stammelt er: »Guten Tag, Herr, äh, hmm.« Der Rest des Spots ist nicht so wichtig, aber kurz nach dieser Spielszene wird ein Begriff eingeblendet, der wirklich rockt. Da steht nämlich: »Demenzielles Syndrom.« Was will uns die Werbeagentur und ihr Kunde, ein Hersteller von Mitteln gegen das Vergessen, damit sagen? Etwa, dass wir alle ein bisschen plemplem sind, wenn uns der Name eines Herrn nicht einfällt, den wir zuletzt als Latexwurst verkleidet auf dem Karnevalsball der Freiwilligen Feuerwehr Pinneberg gesehen haben? Da muss ich doch entgegenhalten: Wenn wir den Namen jetzt parat hätten, würde doch wohl viel eher etwas nicht mit uns stimmen. Ich jedenfalls brauche eine Ewigkeit, bis sich Namen und Gesichter in meinem Gehirn zu einer Person verbinden. Diesbezügliche Informationen krauchen bei mir schneckenartig von Synapse zu Synapse.

Selbst Ehepaare, die schon bei uns zum Essen waren, kann ich nicht von solchen unterscheiden, die ich immer schon einmal einladen wollte oder jenen, deren Einzelteile längst geschieden sind oder ohnehin nie zusammengehörten. Ist das schon ein Zeichen von Demenz oder lediglich Ignoranz? Letzteres ist eine Annahme von Sara, die mich neulich schalt, mich nicht genug für ihre alten Schulfreunde zu interessieren, um ihre Namen zu behalten. Da ist was dran. Sie macht sich manchmal einen Spaß daraus, bei Partys oder anderen Stehveranstaltungen an mich heran zu treten und mir von der Seite ins Ohr zu flüstern: »Du hast keine Ahnung, mit wem Du Dich da gerade unterhältst, stimmt's?« Meistens hat sie Recht. Sie hat sich deshalb angewöhnt, Leute immer mit Namen zu begrüßen, damit ich mich wenigstens daran erinnern kann, dass ich ihn schon einmal gehört habe. Ich befinde mich auf diese Weise auf der intellektuellen Ebene eines Cockerspaniels, der die Ohren spitzt, wenn er ein vermeintlich vertrautes Wort hört.

Ich kann mir aber nicht nur Namen nicht behalten, ich kann mir überhaupt nichts merken. Teile meines Hirns nehmen erst dann ihre Aufgaben wahr, wenn ihnen klar ist, wofür ihre Tätigkeit von Nutzen sein könnte. Warum sollten sie sich mit dem Namen einer Schulkameradin meiner Frau abquälen, wenn ich diesen Namen niemals von selber benötige? Wieso muss ich mir merken, wie man sehr guten Crêpes-Teig macht, wenn ich jederzeit in einer zerfledderten Kladde nachsehen kann? Dabei freue ich mich jedes Mal über die glamouröse Information, dass man zerlassene Butter einrühren muss. Wenn ich das Rezept im Kopf hätte, gäbe es mir nichts. Außerdem wäre eine Gehirnzelle bereits besetzt, wenn eine weit wichtigere Information anklopft, die man dringend in seinem Kopf und in seinem Herzen aufbewahren muss (die neue Platte von Prince ist die beste seit 19 Jahren). Ich bin also keineswegs dement und Sie sind es auch nicht, bloß weil Sie nicht wissen, wo genau Kabel 1 auf Ihrer Fernbedienung liegt. Sie und ich, wir haben einfach besseres zu tun als sämtliche öden Umweltinformationen abzuspeichern. Lassen Sie sich von der doofen Fernsehwerbung nicht verunsichern.

Schön wäre, wenn der TV-Spot folgendermaßen abliefe: Der Mann sagt also: »Hallo Herr, äh, hmm. Ach, wissen Sie was? Ich habe keinen Schimmer, wer Sie sind und Ihnen geht es sicher genauso. Kommen Sie, wir gehen in einen Pils-Pub und stellen uns noch einmal richtig vor. Dann gehen sie in einen Pils-Pub, verlieben sich ineinander und fangen noch einmal ganz von vorne an. Und am Ende erscheint das Logo eines Herstellers von Trenchcoats. Die Marke habe ich gerade vergessen. Ist ja auch egal.

Der vorliegende Text erschien erstmals 2007 in der Kolumne »Mein Leben als Mensch«.

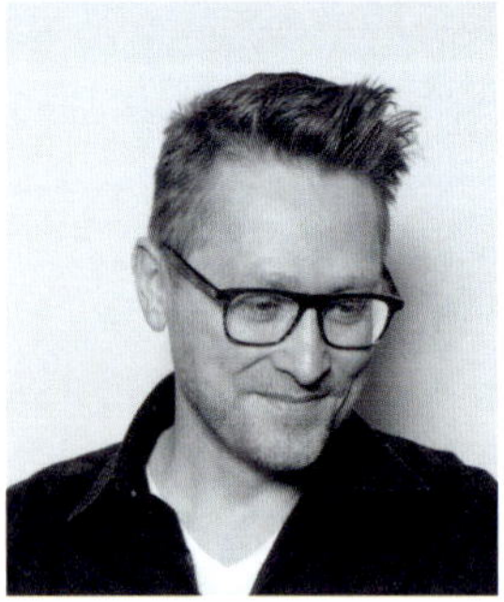

© Tibor Bozi

Jan Weiler

Jan Weiler, 1967 in Düsseldorf geboren, besuchte die Deutschen Journalistenschule und arbeitete dann elf Jahre lang beim Süddeutsche Zeitung Magazin in unterschiedlichen Funktionen, die letzten fünf Jahre als Chefredakteur. Seit 2005 ist er freier Schriftsteller. Er verfasst vor allem Romane, Kolumnen, Hörspiele und Drehbücher und tritt auch als Sprecher auf seinen CDs und als Vorleser auf Tourneen durch ganz Deutschland in Erscheinung. Er lebt in München und Umbrien.

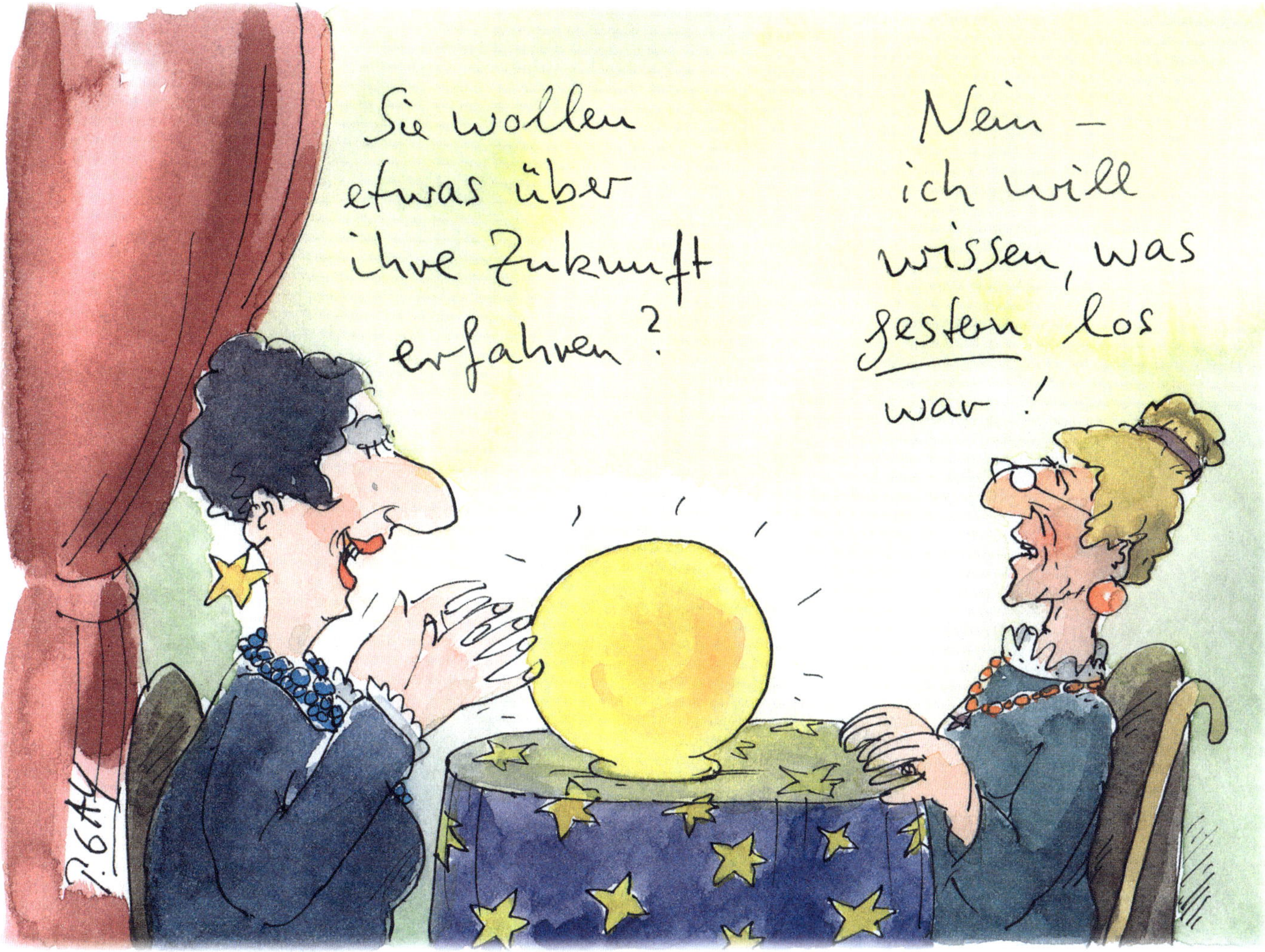
Sie wollen etwas über ihre Zukunft erfahren?
Nein – ich will wissen, was gestern los war!

Menschsein, Würde und Teilhabe – und Demenz

von Prof. Dr. habil. Thomas Klie

Wie wir mit Demenz umgehen ist zuvörderst eine Frage unserer Kultur

Humor ist eine Trotzmacht – gegen Schicksalhaftes. Viele hochbetagte Menschen, Familien, Partnerschaften sind mit dem Schicksal Demenz konfrontiert. Die Diagnose verändert Lebensperspektiven grundlegend. In der öffentlichen Diskussion wird Demenz immer wieder und immer noch als Schreckgespenst einer Gesellschaft des langen Lebens gehandelt. Lieber tot als dement. Auch ein Leben mit Demenz ist Leben. Und es kann gelingen.

Es braucht Bedingungen guten Lebens, damit Menschen mit Demenz ihnen elementar Bedeutsames weiter leben können. Wenn diese gewährleistet und kreativ geschaffen werden, kann es ein subjektiv als gutes Leben erlebtes Leben unter dem Vorzeichen von Demenz geben. Die aus den vielen verschiedenen Formen und den unendlich unterschiedlichen Verläufen der Demenz – über 70 gibt es – resultierenden Symptome, Einschränkungen und Belastungen – auch das Leiden an der Erkrankung, sie dürfen nicht klein geredet werden. Die zerstörerische Kraft, die sie entfalten kann, darf nicht negiert werden. Aber es gibt sie, die Erzählungen über das kleine Glück, über besondere Momente, über tiefe Gefühle und über heitere Begebenheiten. Auch die Forschung bestätigt: Lebensqualität und Demenz schließen einander nicht aus. Müssen wir uns den dementen Menschen als einen glücklichen Menschen vorstellen? fragt Manfred Seiler im Rahmen des Kunstprojektes »Sprechen über Demenz« (Velten 2015: 120) und Margot Käßmann stellt die Frage, wer denn den Wert eines Lebens messen will: »Wenn Ilse glücklich mit 86 den Ball spielt – ist das nicht lebenswert?« Der darin enthaltenden Aussage stimmen immerhin 25 % der Bevölkerung zu (Klie 2017: 9).

Ob ein Leben mit Demenz (auch) ein gutes sein kann und wird, das hängt ganz entscheidend von der Gesellschaft ab und davon wie wir Demenz sehen, verstehen und Menschen mit Demenz in unser Leben einbeziehen. Und noch mehr und grundlegender geht es um die Frage, was für ein Verständnis unsere Zeit vom menschlichen Leben entwickelt. Akzeptieren wir in einer Gesellschaft des langen Lebens eine Lebensweise, die das Leben mit Demenz annimmt? Dazu gibt es für eine um Humanität für alle Bürger*innen ringende Gesellschaft, in einer Zeit, in der wir immer älter werden, in der immer mehr Menschen mit Demenz leben werden – Demenzen sind typischerweise mit dem hohen Alter verbunden – keine Alternative. Die Pille gegen Demenz wird es nicht geben. Anders als für COVID 19 wird es keinen Impfstoff gegen Demenzen geben. Also müssen wir mit Demenz leben lernen. Das Lebensrecht von Menschen mit Demenz und den Lebenswert eines Lebens mit Demenz können und dürfen wir niemals in Frage stellen. Das hatten wir in Deutschland schon – vor nicht allzu langer Zeit. Es gibt, das zeigt die Geschichte, keine Garantie, dass unsere immer noch religiös geprägte Kultur, sich um stark geschwächtes Leben zu sorgen, ja ihm Sinn zu verleihen, als herrschende überlebt, betont Rainer Marten (Velten 2015: 128). Wir müssen mit Demenz leben lernen (wollen). Darin liegt zuvörderst eine kulturelle Herausforderung für unsere moderne und weithin säkulare Gesellschaft.

Ein menschenfreundlicher Humor kann Ausdruck einer solchen Kultur sein, die Demenz annimmt, sie nicht ausgrenzt, ihr mit Menschlichkeit begegnet und das allzu Menschliche in der Demenz erkennt. Humor kann einen Beitrag dazu leisten, die Herausforderung eines menschenfreundlichen, sorgsamen Umgangs mit Menschen mit Demenz zu meistern. Davon sind Peter Gaymann und ich überzeugt. Darum haben wir uns zusammengetan. Darum gestalten wir seit 12 Jahren den DEMENSCH Kalender, darum ziehen wir durch die Lande. Darum machen wir auch dieses Buch, an dem sich zum zweiten Mal viele Menschen – Prominente aus Politik, Kirche, Kunst und Medien, Fachleute aus Wissenschaft und Praxis aber auch Angehörige von Menschen mit Demenz – mit Texten beteiligt haben. Wir warnen davor, das Syndrom der Demenz »in den Griff« bekommen zu wollen. Fachwissen ist wichtig und hilfreich. In den letzten Jahren haben wir viel gelernt, wie wir Demenzen verstehen, wie wir Rahmenbedingungen für ein gutes Leben für Menschen mit Demenz gestalten können. Der Schlüssel für einen menschenfreundlichen Umgang mit Demenz liegt in unserer Haltung, im Verständnis, in der Fähigkeit mit Demenz und seinen Erscheinungsformen umzugehen. Dabei hilft ein menschenfreundlicher Humor – nicht die abwertenden Alzheimerwitze der 1990er Jahre. Humor ist Herzenssache. Er ist nicht kränkend, nicht beschämend sondern phantasievoll und kreativ. Das Kind in uns darf trotz aller Ungereimtheiten der Welt, trotz Missgeschicke, trotz Belastungen und Hoffnungslosigkeit lachen und damit zur besten Medizin greifen, die es gibt: Humor – wenn er einem denn gegeben ist. Das gilt auch für Menschen mit Demenz, die ihn sich gar nicht so selten erhalten können. Wunderbare Geschichten können von Begebenheiten erzählt werden, in denen schwierige, als peinlich erlebte Situationen an Demenz Erkrankte humorvoll meistern, über sich selbst Schmunzeln können und damit auch zu Lehrmeistern der »Gesunden« werden. Margrit Ott erzählt in diesem Buch einige aus ihrer ärztlichen Praxis.

Den Blickwinkel ändern

Wieviel Energie wird darauf verwandt, die Symptome der Demenz zu kaschieren, sie zu verstecken. Wie oft wird versucht, Menschen mit Demenz »zu erziehen«: »verhalte Dich anständig«, »erinner Dich doch wieder«, »sei vernünftig!«. So erzählte mir eine Bekannte, wie ein Nachbar jede Nacht auf seine an Demenz erkrankte Frau einschrie, sie solle endlich wieder normal werden. Verzweifelt, »gewaltig«, gnadenlos. Ihr hochgebildeter Ehemann haderte mit dem Schicksal der Demenz. Sie stellte seine Welt, das Bild seiner Frau und seine Vorstellungen von gutem Leben aber auch von den ihm wichtigen Konventionen unserer Zivilisation in Frage. Viele Angehörige schämen sich für das sonderbare, »vertrottelte«, »tüddelige« Verhalten ihrer Eltern, Partner*innen oder Freund*innen. Maria Furtwängler hat das in einem SZ-Interview, das sie vor Jahren gemeinsam mit Ursula von der Leyen – beide hatten an Demenz erkrankte Väter – gegeben hat, anschaulich gemacht. Ihr habe geholfen, so sagte sie, die Perspektive zu ändern. Nicht mehr beobachten und bewerten, sondern sehen, »was kommt« (Borchardt/Schneider 2013). Andreas Kruse (vgl. S. 25 f.) hätte ihr bei dieser Einübung eines anderen Blickes gelehrt, auch den Reichtum all dessen wahrnehmen zu können, das gegenwärtig ist, »was noch oder neu da ist« in den Menschen – an Beziehung, an Reaktionen auf die Welt. Darum ginge es und »da sei unendlich viel«. Diesen anderen Blick, diese Offenheit, für das, was Menschen mit Demenz zum Ausdruck bringen, haben nicht nur die Angehörigen selbst, sondern das haben wir alle zu lernen. Die ehemalige Sozialdezernentin Eva Münzer aus dem Landkreis Breisgau-Hochschwarzwald hat ihre Nachbar*innen und den Ort, in dem sie lebt, darüber seinerzeit informiert, dass ihre Mutter an Demenz leidet und sie zu einer wachsamen Gelassenheit und Akzeptanz eingeladen, die ihrer Mutter ein vergleichsweise freies Leben in dem Dorf möglich macht. So geht auch der Ort Eichstetten am Kaiserstuhl seit Jahren mit Fragen der Demenz um. Ein begeisterter, an Demenz erkrankter, Fahrradfahrer wünschte sich nichts sehnlicher, als wieder unterwegs zu sein. Allein war ihm dies nach einem Unfall nicht mehr möglich. Er fand mit zunehmenden kognitiven Einschränkungen häufiger nicht zurück. Man nahm ihm aber nicht das Fahrrad und die Freude am Unterwegssein. Es fand sich ein ebenfalls fahrradbegeisterter Mitbürger, der ihn begleitet. Dem Bürgermeister des Ortes, Michael Bruder, liegt es persönlich am Herzen, dass sein Ort zu einer Caring Community (Klie 2019; Klie 2022) wird, einem Ort, an dem Bürger*innen füreinander Verantwortung empfinden und – so gewünscht – wahrnehmen. Die Bürgergemeinschaft Eichstetten bemüht sich seit Jahren in vielfältiger Weise um einen neuen Generationenvertrag, der auch und gerade Menschen mit Demenz in die örtliche Solidarität einbezieht (Frey et al. 2013). Fast mit Stolz schaut das Dorf auf die beiden Fahrradfahrer. Ursula von der Leyen erzählte davon, wie ihr inzwischen verstorbener Vater Ernst Albrecht, ehemals Ministerpräsident von Niedersachsen, nachdem man über seine Diagnose und seine Krankheit wusste, mit viel Verständnis rechnen durfte und er recht unkompliziert an all dem teilnehmen konnte, was ihm an sozialen und kulturellen Zusammenhängen wichtig war – sicherlich in einem privilegierten Umfeld. Auch ich erinnere mich an meinen Vater in Hamburg, der nach schweren Schlaganfällen sein distinguiertes Verhalten zu Tisch »modifizierte« und in Restaurants, in denen er gerne weiterhin zu speisen pflegte, mit seiner Hemianopsie (Gesichtsfeldausfall) den Teller und die Speisen seiner links neben ihm sitzenden Nachbar*innen, seien es Angehörige oder Fremde, zum Gegenstand seiner Mahlzeit und seines Essvergnügens »machte«. Da werden übliche Esskulturen irritiert, da wird eher an südeuropäische angeknüpft, bei denen das Teilen der Speisen dazu gehört. Dorothea Gädecke entdeckte bei ihrer Mutter und anderen Menschen, die sie kannte, ein großes Freiheitsbedürfnis in der Demenz und große Poesie (Velten 2015: 37). Dies zu erkennen, verlangt einen nicht pathologisierenden Blick und eine große Offenheit für das, was Menschsein alles heißen kann.

Verständnis, Wissen und Kreativität im Umgang mit der Situation sind gefragt. Die Medikalisierung der Demenz, die lange vorherrschende Sichtweise in unserer Gesellschaft, sie verstellt den Blick auf die Gegenwart, den Moment, auf das, was möglich ist.

Menschenwürde und Demenz

Ein anderer Blick, nicht einer, der nach dem sucht, was das Gegenüber nicht mehr kann, nicht die – vielfach zu schnell ausgegebene – Diagnose in den Vordergrund rückt, er ist Voraussetzung für einen menschenwürdigen und Würde sichernden Umgang mit Menschen mit Demenz. Der Würdebegriff ist auslegungsbedürftig und darf niemals rein appellativ bleiben. »Ohne jede Würde altern« dürfen, das sahen manche 68er, die unter strengen Moralvorstellungen und Konventionen gelitten haben, für die Würde etwas mit persönlicher Leistung zu tun hatte, als Versprechen später Freiheiten (Rosenmayr 1983). Wir haben Würde heute nicht mehr als den vernünftigen Teil des Menschen, als Fähigkeit zum selbstkontrollierten, vernünftigen, konventionellen Verhalten zu denken. Würde ist jedem Menschen eigen und gegeben – auch und gerade Menschen mit Demenz. Menschenwürde ist ein Begriff mit einem weiten Bedeutungsspektrum. Er wird in der politischen Diskussion gern strapaziert. Es gilt seinen verfassungsrechtlichen Bedeutungsinhalt und die daraus abzuleitende Implikation freizulegen. Friedrich Schiller hat in seiner Definition der Menschenwürde für uns heute weiterhin wesentliche Dimensionen des Begriffs verdeutlicht: »Nicht mehr davon, ich bitt Euch. Zu Essen gebt ihm und ein Dach – habt Ihr die Blöße erst bedeckt, dann ergibt sich die Würde von selbst« (Schiller 1976: 438).

Schutz und Nahrung: Das sind nach Schillers Ansicht die elementaren und für die Erhaltung des Lebens notwendigen Grundlagen. Schutz und Nahrung heißt (auch) bei Menschen mit Demenz, ihnen einen Ort des Lebens anzubieten und ihn so zu gestalten, dass sie weithin ohne Angst und Bedrohung ihrer körperlichen und seelischen Integrität leben können. Zur Nahrung gehört neben dem Essen auch seelische Nahrung, die aus einer sorgenden Beziehung erwächst.

Richard Sennett erinnert uns daran, dass Menschenwürde sich in Beziehungen ereignet: »Im Grunde genommen beginnt die einfühlsame und die Menschenwürde achtende Auseinandersetzung mit dem Anderen damit, dass wir ihm einen fundamentalen Respekt entgegenbringen« (Sennett 2007). Einen Respekt, der unabhängig ist von der Verfassung des Anderen, von seinen Kompetenzen, von seinen Ausdrucksmöglichkeiten: Es geht um den Respekt einem jeden Menschen gegenüber, auch dem, der unserer Rationalität nicht folgt, der anders geworden ist, der sich mit für ihn und für uns neuen Wirklichkeiten auseinanderzusetzen hat, einem Träumenden – eben auch und gerade ein Respekt gegenüber Menschen mit Demenz. Dieser Respekt zeigt sich in der feinfühligen Auseinandersetzung mit dem ganzen Menschen. Wenn er uns verloren geht, wenn wir ihn nicht einüben, dann sprechen wir Menschen mit Demenz das Lebensrecht ab und degradieren sie zu »Pflegefällen«. Es ist eine kulturelle Herausforderung, Bilder von Demenz und von Menschen mit Demenz zu entwickeln, die von Respekt geprägt sind, und dies nicht nur aus der Distanz heraus, sondern vor allem in der alltäglichen Auseinandersetzung und Begegnung. Würde ereignet sich in sozialer Interaktion, in der Begegnung. Respekt äußert sich in den beiden Seiten der in Art. 1 GG verankerten Menschenwürde: in der Achtung vor der Privatheit, dem Rückzug, den Grenzen der Person einerseits und der Zugehörigkeit sowie in der Bedeutung, die wir Menschen mit Demenz in unserem Leben schenken andererseits. Menschenwürde ist in einer aus Art 1 GG abgeleiteten verfassungsrechtlichen Betrachtungsweise ein Statusrecht, das mit dem Menschsein untrennbar verbunden ist. Daraus ergibt sich auch ein rechtlicher Achtungsanspruch, zunächst auf Abwehr von Eingriffen in die Menschenrechte – in Freiheitsrechte etwa – und in die Privatsphäre. Auch die Vermeidung von Demütigungen (Margalit 2012) gehört zu dieser negativen Bestimmung von Würde: nicht Fixieren, nicht Bloßstellen, nicht um die Selbstachtung bringen. Auch dazu kann Humor einen wesentlichen Beitrag leisten. Menschenwürde kennt neben dem Achtungsanspruch eine soziale Dimension, die sich in der Zusicherung der Zugehörigkeit und Teilhabe verdichtet.

Zur Privatheit gehört das Recht, mein eigenes Leben leben zu können, auch als »dementer« Mensch, bei mir sein zu können, den Respekt vor meinen Grenzen zu erleben, Übergriffe, auch fürsorglicher Natur, abwehren zu können, nicht zum Objekt der Pflege zu werden, nicht gläsern zu sein, Geheimnisse haben zu dürfen und (auch) unbeobachtet (Teile) des Alltags erleben und gestalten zu können. Die Zugehörigkeit, die andere Seite der Würde, sie wird erlebbar in wertschätzender Interaktion, in der Bedeutung, die Menschen im Leben anderer zukommt, und in dem Erleben, immer wieder Teil einer Gemeinschaft und Gesellschaft zu sein. Menschliche Würde ist nichts Essentialistisches, sondern eine Sache der Praxis. Kant, so urteilt Rainer Marten, hat die Bestimmung der Menschenwürde auf den falschen Weg gebracht, als er sie in der reinen, durch keinen Affekt beeinflussten Vernunft gegeben sah (Velten 2015: 129). In seiner Ethik betont Kant allerdings, dass der Mensch stets als Zweck an sich selbst existiert – und nicht bloß als Mittel für diesen oder jenen Willen betrachtet werden darf (Kant 1968: 64 f.).

Wir verletzen die Pflicht, den anderen in seiner Würde zu achten, wenn wir ihn, wie Kant in der Metaphysik der Sitten schreibt, zu einem bloßen Mittel zu eigenen Zwecken herabwürdigen. Der Anspruch, den eine andere Person mir als einem Wesen, mit Würde gegenüber geltend machen kann, wird so von Kant über das Instrumentalisierungsverbot bestimmt. Wir dürfen ihn nicht zum Objekt der Pflege, zum Kostenfaktor, zum Risikofaktor, nicht zum Gegenstand der Überwachung machen.
Gleichwohl: die »Selbstzweckhaftigkeit« knüpft er an die Autonomie, die Ausfluss der Vernunft ist.

Exkurs: Digitale Demenz?

Sichert oder gefährdet die Digitalisierung die Würde von Menschen mit Demenz? Ohne Digitalisierung lässt sich offenbar überhaupt kein aktuelles Problem in unserer Welt mehr lösen. In der Digitalisierungsstrategie liegt fast so etwas wie ein Heilsversprechen der Zukunft. Nichts hat unsere Welt schneller verändert als die Digitalisierung. Ohne Digitalisierung, so heißt es in der Gesundheits- und Pflegewirtschaft, wird man die Pflege künftig nicht mehr sicherstellen. Ohne digitale Vernetzung kein würdevolles Leben für Menschen mit Demenz? Von vernetzten Pflegebetten, AAL-Installationen in Pflegehaushalten (Bodensensoren, Lichtschranken, Meldesystemen) bis hin zu Ortungssystemen für allzu mobile Menschen mit Demenz: Die Einsatzmöglichkeiten der Technik sind vielfältig. Die drängende Dynamik des technologischen Fortschritts erreicht auch die Pflege und die Versorgung von Menschen mit Demenz. Nicht selten werden mit ihnen Hoffnungen verknüpft, die mit einem Leben mit Demenz verbundenen Beeinträchtigungen und Belastungen überwinden zu können. Sicher: Technik kann hilfreich sein. Aber Vorsicht: Die ökonomisch getriebene Dynamik der Technik darf nicht die grundlegende Akzeptanz eines Lebens mit Demenz in Frage stellen. Es besteht die große Gefahr, dass sich die gesellschaftliche Aufmerksamkeit von einer beziehungsgeprägten Sorge hin zu einer risikogeleiteten Kontrolle verlagert. Vielen macht das eine »Gänsehaut«, sich vorstellen zu müssen, dass mitmenschliche, einfühlsame und Zeit Zuwendung durch technische Hilfen ersetzt werden.
Nichts gegen technische Entwicklungen. Aber es ist schon besorgniserregend, in welcher Weise Geld in die Technikentwicklung für die Begleitung von Menschen mit Demenz gesteckt wird. Das Ungleichgewicht zwischen Entwicklungskosten für die Technik und den Mitteln, die in eine von Menschen

getragene Sorgekultur investiert wird, ist eklatant. Menschen mit Demenz dürfen nicht degradiert werden zu Objekten der Überwachung. Das würde ihrem Subjektstatus zuwiderlaufen. Was auch immer programmiert wird: Mitgefühl, Emotionalität und Zuwendung sind durch kein algorithmisiertes Sorgeprogramm zu ersetzen. Hier besteht die Gefahr, dass der Mensch mit Demenz zum Objekt und der Einsatz von Technik zum Mittel für bestimmte Vorstellungen seiner Überwachung wird.

Nochmals: Menschliche Würde ist nichts Essentialistisches, sondern eine Sache der Praxis. Gerade der Verweis auf die »Praxis« stellt das Beziehungsgeschehen zwischen Menschen mit Demenz und der für sie wichtigen Bezugspersonen heraus: »Würde ist kein Zustand, sondern eine soziale Beziehung, die nicht das leiseste Schwanken im Gleichgewicht zwischen Selbstachtung und der durch die Anderen erfahrenen Bestätigung zulässt«, so formuliert es Le Breton (zit. in Michel 2019). Das verlangt nach Kreativität. Menschen mit Demenz brauchen unsere ganze Phantasie (Demenzinitiative Magdeburg) und Offenheit. Nur in einer keinem Schema unterworfenen, aktiven und lebenszugewandten Form der Auseinandersetzung mit der Krankheit könne man Möglichkeiten einer angemessenen Pflege finden und der Umwelt unaufdringlich vermitteln, dass auch schwer dementiell erkrankte Menschen Menschen bleiben, die mehr Bedürfnisse mit den Gesunden teilen, als diese gern zur Kenntnis nehmen, formulierte Inge Jens vor dem Hintergrund ihrer jahrelangen Begleitung ihres Ehemannes Walter Jens (Velten 2015: 12).
Nicht Reglementierungen, nicht die Tilgung des Zufälligen und des Lebendigen ist von denen verlangt, die mit Menschen mit Demenz zu tun haben. Nicht die professionelle Beherrschung von Menschen mit Demenz mit allen ihren Risiken: Stürzen, Herdplatte anlassen, im Straßenverkehr für Gefährdungen sorgen, sind das Primat der Versorgung. Kierkegaard formulierte, dass jede wahre Kunst der Hilfe mit der Erniedrigung anfängt. Der Helfer müsse zuerst knien für den, dem er helfen möchte. Er muss begreifen, das Helfen nicht zu herrschen ist, sondern zu dienen (Velten 2015: 93). Bedingungen guten Lebens zu schaffen, und das, was für einen Menschen mit Demenz bedeutsam ist zu hegen – in seiner biographischen Prägung, mit seinen emotionalen Fähigkeiten und Bedürfnissen – darum geht es im Alltag. Maria Furtwängler erzählt davon, was für ein begeisterter Schwimmer ihr Vater war. Das änderte sich auch nicht unter dem Vorzeichen der Demenz. Das Morgenbad im See war eine Notwendigkeit und zwar mit Kopf-

sprung. »Wenn er dann sprang, dachtest Du, der taucht überhaupt nicht mehr auf« (Borchardt/Schneider 2013). Verbieten war keine Lösung. Spät fand er mit Hilfe seiner Tochter zu Schwimmflügeln zurück. Das sind keine einfachen Lösungen. Da bleiben auch gemischte Gefühle. Zwischen Empörung und Glück mögen Menschen mit Demenz auf solche Ideen der Ermöglichung reagieren. Nicht in der Fixierung, in der immer noch verbreiteten medikamentösen Ruhigstellung, im Verbieten liegen humane Antworten. Es geht darum, die Diskrepanz zwischen Wunsch und Können verantwortlich und phantasievoll zu managen. Der Alltag von Familien und Diensten sowie Einrichtungen, die Menschen mit Demenz begleiten, ist voller solcher phantasievoller Lösungen (Schützendorf/Wallrafen 1991). Aber nicht nur die Professionellen und Familien sind gefordert. Die Aktion Demenz, lädt ein, sich dem Leitbild der demenzfreundlichen Kommune zu öffnen. Von der Polizei über die Banken, den Postboten bis zum Einzelhandel haben sich Menschen im Umgang mit Demenz zu üben. Ein Beispiel, wie auch der Einzelhandel kreativ im Umgang mit Menschen mit Demenz sein kann, lässt sich aus Esslingen berichten. Hier machte sich eine ältere Dame, ehemalige Mitarbeiterin, mit ausgeprägter Demenz jeden Tag in ihr Kaufhaus auf, um sich dort eine Handtasche zu kaufen. Nicht nur Schuhe, auch Handtaschen können einen besonderen Kaufreflex – insbesondere bei Frauen – auslösen. Nachdem die gute Dame das sechste Mal in zwei Wochen hintereinander im Kaufhaus war, nicht zahlen konnte, vom Detektiv aufgehalten wurde, hat man sich beraten. Es wurden die Angehörigen eingeladen. Die Lösung, auf die man sich verständigt hatte, lag darin, der Kundin, die sehr sorgsam mit den Handtaschen umging, jeweils eine Handtasche »zu verkaufen«. Die Angehörigen brachten sie am Ende der Woche wohlbehalten zurück. Von ähnlichen Arrangements können viele berichten, wenn es um Absprachen mit dem Bäcker oder mit dem Metzger geht oder mit der Polizei verhandelt wird, wie man den Rücktransport nach Ausflügen sicherstellt. Die Aktion Demenz im Vorarlberg hat eine vielfältige, die Zivilgesellschaft und Unternehmen einbeziehende Strategie und entsprechende Maßnahmen entwickelt, die im ganzen österreichischen Bundesland zu einem Demenzlernen geführt hat. Sie unterstützt Kommunen darin, zu »Hexenkessel kreativer Einfälle« im Umgang mit Demenz zu werden. Ob Kunst oder Theater, ob ÖPNV oder öffentlicher Raum: Demenzfreundlichkeit wird überall thematisiert.

In Restaurants liegen Tischsets mit Texten und Merksätzen aus, in Supermärkten wird zu Demenz beraten. Ein Mensch braucht ein ganzes Quartier, das ganze Dorf, um ein gutes, umsorgtes und gleichzeitig Freiheiten sicherndes Leben leben zu können. Nicht einfach zu haben; vor allem in Großstädten nicht. Aber durch viele kleine Beiträge und eine entsprechende Haltung in der Bevölkerung können demenzfreundliche Räume entstehen, die die Handlungsspielräume für Menschen mit Demenz und die sich um sie sorgenden erweitern helfen (vgl. Praxisbeispiele der Aktion Demenz).

Exkurs: Corona

Wie viele Menschen mit Demenz haben unter den Kontaktbeschränkungen, unter der Isolation in der Corona Pandemie gelitten? Wie viele Menschen sind einsam gestorben? Wie viele Menschen haben ihren Lebensmut verloren, weil ihnen der Kontakt zu ihnen bedeutsamen Menschen abgeschnitten wurde? Zugehörigkeit, sozialer Kontakt sind lebenswichtig. Gerade für viele an Demenz Erkrankte. Die Ehefrau, die täglich ihren Ehemann im Pflegeheim besuchte, die ihm das Essen gereicht hat, die für emotionale Stabilität in seinem Alltag gesorgt hat, ihr wurde der Zutritt über Monate verwehrt. Der Ehemann verweigerte die Nahrungsaufnahme, er zeigte sich unruhig und aggressiv, wurde sediert, schließlich fixiert – und starb nach drei Monaten. Der Fall steht nicht alleine. Viele haben unter den rigorosen Isolationsmaßnahmen gelitten, ihre Lebenskraft verloren. Es ist keine Sentimentalität, keine Gefühlsduselei. Die Forschung zu Ostrazismus – das Ignorieren oder Ausschließen einzelner Personen oder Gruppen durch andere – belegt: Soziale Isolation wirkt auf unsere Abwehrkräfte, auf das Immunsystem mindestens so stark wie starke körperliche Schmerzen. Abgeschnitten sein von den Menschen, die mir Bedeutung schenken, mit denen ich innerlich lebe, aus deren Beziehung ich Kraft schöpfe: Das ist gesundheitsschädlich. Gerade in der Zeit der Corona Pandemie zeigte sich, wie bedeutsam Teilhabe für Menschen mit Demenz ist.

Teilhabeversprechen – Du bleibst uns bedeutsam!

Teilhabe meint und verspricht, den Menschen das zugänglich zu machen, was für sie subjektiv und elementar bedeutsam ist an Gemeinschaft und gesellschaftlicher Teilhabe – nicht irgendeine, möglicherweise gar nicht gewünschte Zugehörigkeit, wie etwa der Bastelkreis in dem Film »Das letzte Rennen« mit Dieter Hallervorden oder manche alltägliche trostlose Beschäftigung in Pflegeheimen. Vielen Menschen geht es um Verbundenheit mit der Natur, mit Musik, die ihnen Resonanz gibt (Rosa 2018). Wir können Demenz nicht heilen. Auch die Festlegung auf das, was nicht mehr gekonnt wird, demütigt. Viele empfinden schon den verbreiteten Mini Mentel Test zur Prüfung der hirnorganischen Leistungsfähigkeit, mit dem das Vorliegen von und die Schwere von Demenzsymptomen getestet wird, als demütigend. Bedeutsam bleibt die Frage der Teilhabe in dem ausgeführten Sinne. Die Begleitung von Menschen mit Demenz ist eine Gemeinschaftsaufgabe: Wie lässt sie sich fördern? Wie werden Barrieren der Umwelt abgebaut und Verhaltensweisen beeinflusst? Wie wird aus Unwissenheit, aus Vorurteilen, aus dem Gefühl der Fremdheit ein aufgeschlossener Kontakt? Wie gelingt es, Menschen mit Demenz als Nachbar*innen und Freund*innen, als Gemeindemitglieder, Mitbürger*innen zu erleben und anzusprechen – oder ihnen zumindest nicht auszuweichen, wie es viele tun? In der U-Bahn, auf der Straße, im Park. »Behinderung ist heilbar« ist einer der Slogans der Behindertenbewegung. Aus der Sicht der Menschen mit Demenz bedeutet das: Wir können als Gesellschaft lernen, Menschen mit Demenz begegnen zu können, ihnen unsere respektvolle und einfühlsame – und humorvolle – Aufmerksamkeit entgegen zu bringen – und damit Behinderung teilen. Insofern fordert der Teilhabeanspruch individuelles, kollektives und gesellschaftliches Handeln. Der 2022 verstorbene Sozialpsychiater Klaus Dörner, der mit seinem Buch »Leben und Sterben wo ich hingehöre« (Dörner 2007) seinerseits ein Umdenken in der Pflegepolitik angestoßen hat, sieht viele Beispiele dafür, dass und wie wir Menschen mit Demenz die Wiederentdeckung der Kommunen und ein bürgerorientiertes Gemeinwesen zu verdanken haben (Dörner 2015: 61). Die Deutsche Alzheimer Gesellschaft und ihre Mitglieder auf Landesebene sind beispielhaft in ihrem Wirken und in ihren Anstrengungen, das Verständnis für Demenz vor Ort zu erweitern, zu verändern und bis in die kleinsten Einheiten hinein »Dolmetscher« anzubieten, um Teilhabe von Menschen mit Demenz zu sichern. Sie ging beispielhaft vor, indem sie Helga Rohra (Rohra 2011), einer Demenzbetroffenen, einen Vorstandsposten übertragen hatte und dadurch beispielhaft Menschen mit Demenz politische Teilhabe eröffnete.

Auch die Aktion Demenz gibt wichtige Impulse. Sie verweist vor allem auf die Kommunen als Orte, in denen die Sorge der Menschen füreinander ihr Gesicht erhält und Teilhabe gelebt wird. Dabei ist Teilhabe für Menschen mit Demenz nicht nur bei schweren Formen der Demenz ein Thema. Auch Frühbetroffene – die etwa mit 50 an einer Form der Demenz erkranken – müssen in den Blick genommen werden, um etwa ihre Teilhabe am Arbeitsleben unter den Bedingungen einer beginnenden Demenz zu sichern. Die Diagnose Demenz führt bei der Agentur für Arbeit schnell zum Verweis auf Erwerbsminderungsrente. Leistungen zur Teilhabe am Arbeitsleben sind die große Ausnahme, obwohl auf sie auch für Menschen mit Demenz im frühen Stadium ein Anspruch bestehen kann (vgl. Klie 2021). Um sozialrechtliche Teilhabeansprüche geht es auch bei Betroffenen von Frontotemporaler Demenz (FTD), die deutlich früher als die Alzheimer-Krankheit auftritt. Sie werden oftmals aus ihrem beruflichen und familiären Leben gerissen. Ihre Begleitung stellt sich häufig als besonders herausfordernd dar. Für sie gibt es kaum passende Angebote und Wohnformen (Klie 2023) und es kann sehr wichtig sein, Teilhabeleistungen in das Hilfearrangement einzubeziehen. Auch Kinder können von Demenz betroffen sein (Fink et al. 2018).

Die Teilhabe am Verkehr (vgl. S. 60 f.), am Konsum, am religiösen und kulturellen Leben, im öffentlichen Raum, all das gehört zu den Teilhabeaspekten – eben Teilhabe an dem, was für den jeweiligen Menschen elementar bedeutsam ist. Betrachtet man Menschen mit Demenz mit dem Anspruch auf Teilhabe, stellt man nicht den Krankheitswert von Demenzen in den Vordergrund, auch wenn dieser nicht geleugnet werden sollte. Die Perspektive »Teilhabe« eröffnet über die Diagnose hinaus den Blick auf Menschen mit Demenz als Menschen mit Behinderung, ausgestattet mit Rechten, nicht gleichgesetzt mit dem Alter, nicht reduziert auf die Pflege und in vielfältiger Weise behindert durch die Gesellschaft.

Wie die Sechste Altenberichtskommission forderte (BMFSFJ 2010), ist die Sicherung der Teilhabe vor allen Dingen eine kulturelle Aufgabe, ein Ausdruck unserer Zivilisation: Eine Gesellschaft die sich nicht um Respekt vor den Hochbetagten und Menschen mit Demenz bemüht hat keine Kultur. Norbert Elias beschreibt in eindrücklicher Weise den Prozess der Zivilisation als einen Prozess, der auf der einen Seite die Gewalt aus den alltäglichen Interaktionen eliminiert hat, aber auf der anderen Seite auch dafür gesorgt hat und davon geprägt war und ist, dass wir uns von den unmittelbaren Lebensäußerungen, etwa des Körpers, und den unangepassten Seiten des Anderen immer weiter distanzieren. Wir empfinden Peinlichkeit und Scham: bei Verletzung von Konventionen, bei Körpergerüchen und -lauten, bei Distanzlosigkeit.

Ich spreche gern von einer Zivilisation »zweiter Ordnung« (Klie 2019), wenn es darum geht, einen respektvollen Umgang einzuüben, der auch dann von Respekt geprägt ist und sich an Höflichkeit, Wertschätzung orientiert, Demütigungen und Beschämung vermeidet, wenn die üblichen Formen des zivilisierten

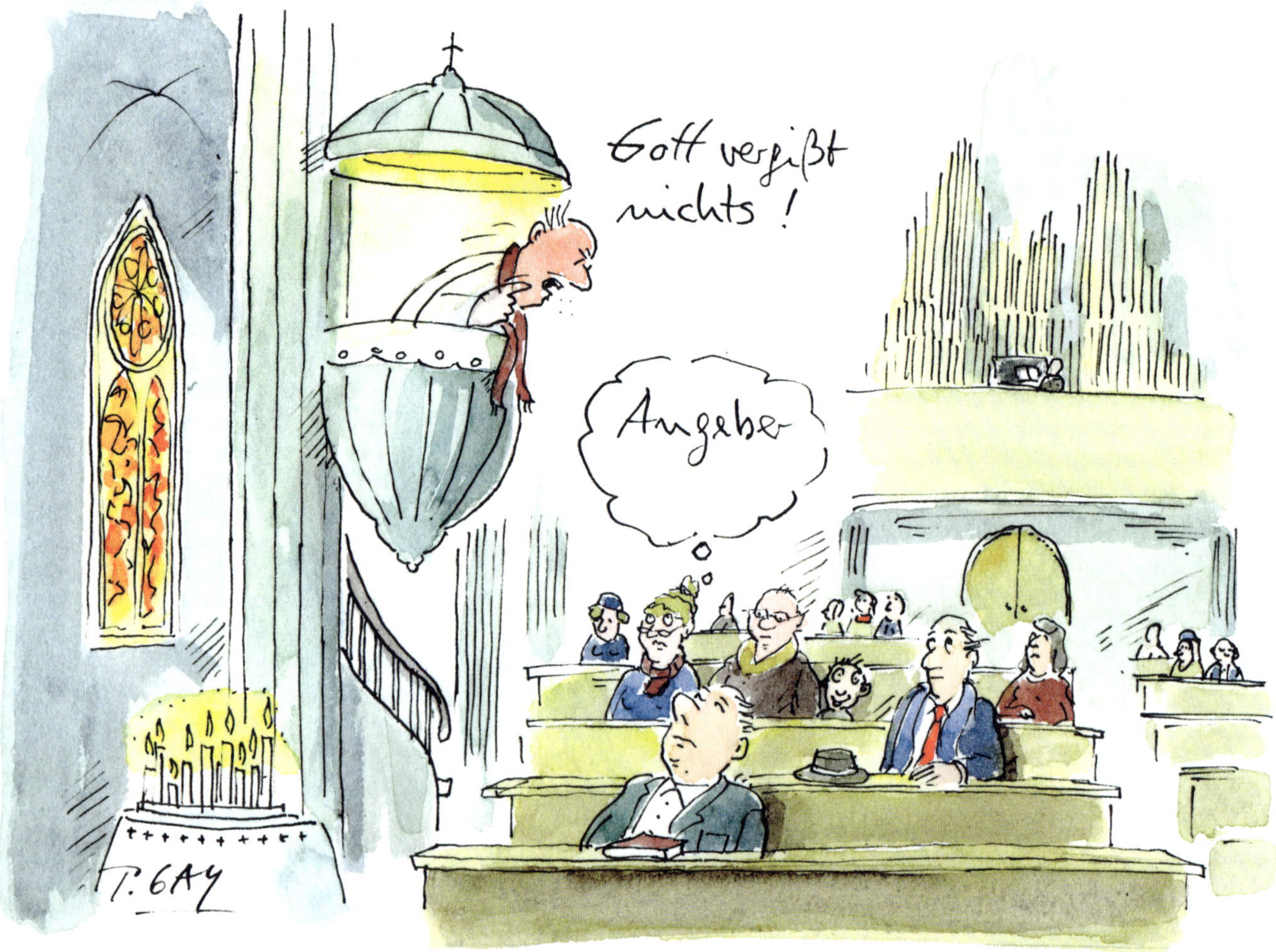
Gott vergißt nichts !
Angeber
T. GAY

Umgangs nicht mehr tragen und etwa Spielregeln der Esskultur ebenso wenig eingehalten werden können wie die für unsere Kultur übliche Distanz. Auch in diesem Zusammenhang ist Humor so wichtig. In meinem Lieblingscartoon wird ein solchermaßen zivilisierter Umgang gezeigt: Ein Passant begegnet einem älteren Herrn im Pyjama nicht abwertend, sondern humorvoll und spricht ihn schlagfertig an: »Im Schlafanzug auf der Straße: Sie trauen sich was.« Der alte Herr reagiert souverän: »Der ist maßgeschneidert!«
Ein Humor, der die Vieldeutigkeit der Situation aufnimmt, sie nicht pathologisiert und nicht abwertet, sondern Menschenfreundlichkeit in einer unerwarteten Situation zum Ausdruck bringt – ihn gilt es einzuüben und zu befördern. Das ist Zivilisation zweiter Ordnung: gewaltlos, wertschätzend, nicht demütigend, höflich, kreativ. Und humorvoll. Ohne Humor lassen sich Toleranz und Teilhabe nicht leben.

Leben mit Demenz

Mit Demenz leben zu lernen, ist möglich. Das zeigen täglich Angehörige, Nachbarn Freund*innen, beruflich Tätige, Professionelle: Praktisch geht es um das Wissen um Demenzformen, Verstehen von Verhaltensweisen, das Kommunizieren, das Einschätzen von Risiken, das Gestalten von Situationen. Paradigmatisch geht es darum, die Ausdrucksformen der Demenz nicht zu pathologisieren, sondern die Teilhabeorientierung zur Grundlage der Politik und der Alltagsgestaltung zu erheben, in der häuslichen wie der stationären Pflege. Teilhabe ohne Gesellschaft kann es nicht geben. So ist die Teilhabesicherung von Menschen mit Demenz nicht als rein professionelle Aufgabe zu begreifen und nicht (allein) als Frage der Ausstattung der Pflegeversicherung misszuverstehen und zu verkürzen. Teilhabesicherung ist auch nicht primär eine Frage der Finanzausstattung von Pflegediensten und Einrichtungen, auch wenn diese auf die Agenda der Politik gehört. Insofern gewinnt auch das bürgerschaftliche Engagement eine zentrale Rolle. Es wird eine neue Bedeutung zivilgesellschaftlicher Sichtweisen erkennbar: Die Fragen der Lebensgestaltung unter Bedingungen der Demenz können nicht an Staat, Markt und Familie delegiert werden. Das Thema ist eine gesamtgesellschaftliche Aufgabe. Sie gilt es vor Ort zu beantworten, dort wo wir wohnen, arbeiten, uns bewegen, lieben, leiden und sterben (Schulz-Nieswandt 2013: 32). Sie braucht Zeit, lebt von der Grundhaltung der Gastfreundschaft, wie es Patrick Schuchter (vgl. S. 37 ff.) ausführt.

In einem subsidiären Verständnis von Sozialstaatlichkeit suchen viele Menschen vor Ort Antworten auf diese Herausforderung: in Familien, in Nachbarschaften, in Kirchengemeinden, in Quartieren, in neuen Wohnformen und Versorgungskonzepten in Heimen. Von einer neuen sozialen Bewegung sprach der Sozialpsychiater Klaus Dörner (2007). Es sind Millionen Menschen, für die ihr Leben – auf Zeit (sieben Jahre währet durchschnittlich ein Leben mit Demenz) – unter dem Vorzeichen der Demenz steht, eines Freundes, einer Partnerin, eines nahen Angehörigen. Immer weniger begnügen sich mit der Delegation der Versorgung an ein Heim. Viele mischen sich ein, beteiligen sich, unterstützen sich gegenseitig, gründen Initiativen, etwa zum Betrieb einer Wohngruppe oder Wohngemeinschaft vor Ort (Loncaric 2022). Sie setzen sich damit aktiv mit den vulnerablen Seiten des Alters auseinander. Ängste vor diesen lassen sich am ehesten auf diese Weise produktiv aufnehmen und bearbeiten.

Es kann so einfach sein, sich an der Sorge um Menschen mit Demenz zu beteiligen: im Alltag, durch die Öffnung von Gottesdiensten, in Mehrgenerationenhäusern, Betreuungsgruppen, in Kulturveranstaltungen von, mit und für Menschen mit Demenz, in der Gestaltung demenzfreundlicher Kommunen und in Wohngruppen für Menschen mit Demenz in »geteilter Verantwortung« – aber auch in Heimen. Die Kreativität, die sich in einem intelligenten Zusammenwirken von Angehörigen, Nachbarn, Profis, Freiwilligen entfaltet, ist beeindruckend. Wird Demenz auf diese Weise zu einer Lebensform und als solche verstanden, dann wäre oder ist das eine Demonstration der Würdigung von Menschen mit Demenz (Velten 2015: 129).

Es geht bei allem aber nicht nur um die Teilhabe von Menschen mit Demenz, es geht auch um »Teilgabe«. Marianne Gronemeyer hat diesen Begriff mit Bedeutung versehen. »Teilgabe meint, dass jedes Mitglied einer Gesellschaft seinen Beitrag zur Gestaltung des gesellschaftlichen Miteinanders in allen Fragen, die sein Leben betreffen, leisten kann« (Gronemeyer 2012: 27). Das gilt auch für Menschen mit Demenz. Sie können ihrerseits den Kulturwandel beeinflussen, auf existenzielle Dimensionen des Lebens verweisen und mit ihrer Art unser Leben reicher und tiefer machen.

Recht auf Weltferne

Der Gegenbegriff der Teilhabe ist der des Rückzuges. Wir lernen dabei zunächst, dass die (äußere) »Gegenwart« mitnichten alles ist, was für Menschen mit Demenz zählt. Es sind auch die inneren Erlebnisweisen, Momentaufnahmen und eine entrückte Gegenwart, die die Lebensqualität für Menschen mit Demenz ausmachen können. Meine eigene Mutter zitierte Friedrich Rückert, mit dem sowohl als Choral als später auch von Mahler vertonten Gedicht:

Ich bin der Welt abhanden gekommen,
Mit der ich sonst viele Zeit verdorben,
Sie hat so lange nichts von mir vernommen,
Sie mag wohl glauben, ich sei gestorben!
(Friedrich Rückert, 1788–1866)

Nicht larmoyant, eher in durchaus traurig nüchterner Gelassenheit. Sich in einen Kokon des Schweigens und des inneren Erlebens zu begeben, kann sich auch als Selbstschutz, als Abwehrhaltung darstellen, und verdient Respekt.

Menschen mit Demenz zu respektieren heißt auch, ihren Rückzug zu akzeptieren. Die kulturelle Fremdheit, das Sich-fremd-werden darf nicht wohlmeinend überspielt werden. Der Respekt gegenüber einem Rückzug von Menschen mit Demenz enthebt uns nicht der inneren Anteilnahme, der Sorge, der Verantwortung. Marianne Gronemeyer formuliert die Grundhaltung der Sorge in einer anderen Weise als es Pflegenoten tun können: »Dass dein Leiden auch mein Leiden, dein Glück auch mein Glück ist, ist Voraussetzung für eine bessere Welt« (Gronemeyer 2012). Eine diese Dimension ausklammernde Sorgekultur wird ebenso wenig Antworten auf die Versorgungsfragen von Menschen mit Demenz bieten können wie eine, die nicht in der Lage ist, eine Balance zwischen Rückzug und Teilhabebedürfnissen des einzelnen Menschen zu finden. »Eure Ältesten werden Träume träumen« heißt es in der Apostelgeschichte (2.17). Auch Träume eröffnen ein Recht auf Weltferne von Menschen mit Demenz: Träume, die keine Deutungen brauchen, weil selbst die treffende für den Geträumthabenden nicht mehr relevant werden können (Velten 2015: 125). Rainer Marten formuliert, dass sich die Träume im Gewesenen bewegen, aus dem sie mit aberwitzigen Aufmischungen zurückkommen – und leitet aus dem Wort: »Eure Ältesten werden Träume haben«, der den »Dementen« gelte, das Recht eines jeden Menschen auf Demenz ab (Marten in Velten 2015: 125), so wie früher schon einmal ein »Recht auf Verwirrtheit« proklamiert wurde (Klie 2017).

Gerade im Zusammenhang mit dem Thema Demenz ist es wichtig, dass wir lernen, das Leben in seiner ganzen Spannbreite in den Blick zu nehmen und das Schwierige, Unpassende und Leidvolle, das auch zum Leben gehört, nicht einfach an die Medizin zu delegieren. Wenn wir in unserer Gesellschaft nicht insgesamt lernen, mit dem, was wir heute mit der Diagnose Demenz belegen, umzugehen, werden wir gesellschaftlich den Sorge-Herausforderungen der nächsten Jahrzehnte schwerlich gewachsen sein. Dabei geht es nicht um die Pflicht, nicht um Neigung, sondern um Sinn: Gehört es gesellschaftlich zum gelingenden und erfüllten Leben, lange und immer länger mit Alten zu leben, die geistig abwesend und verwirrt sind? Ist diese besondere Schule der Endlichkeit, die Menschen mit Demenz und die sich um sie Sorgenden nie anders als gemeinsam besuchen, eine für die Lebens- und Todesbejahung fruchtbare? so fragt Rainer Marten (Marten in Velten 2015: 128). Die Diskussion um sorgende Gemeinschaften oder Caring Communities (Klie 2022) greifen diese grundlegenden Fragen auf und verbinden sie mit der Forderung nach einer Wende in der gängigen Pflegepolitik: Nicht die Industrialisierung der Pflege gelte es zu fördern und zu perfektionieren – mit immer neuen bürokratischen Anforderungen und Maßnahmen der Qualitätssicherung (Gronemeyer 2018). Der notwendige Ausbau der sozialstaatlichen Pflegesicherung müsse sich wesentlich stärker auf die Stärkung lokaler Pflegepolitik ausrichten (vgl. Hoberg/Klie/Künzel 2013).

Demenz und Sinnfenster

Demenz heißt aus dem Griechischen übersetzt: ohne Sinn, ohne Geist. Auch wegen dieser Bedeutung sprechen wir in der Medizin und in der Wissenschaft nicht mehr von Demenz sondern von Formen hirnorganischer Beeinträchtigungen.

Lässt sich bei der Demenz von Sinn einer Krankheit sprechen? Das Bild der Sinnfenster bei Demenz (Grebe 2012, Klie 2014) kann dabei helfen, hinter die Pathologie der Demenzen zu schauen, sich hilfreiche Deutungen für die Phänomene und Erscheinungsformen der »Demenz« zu erschließen, die der Wortbedeutung von Demenz = »ohne Geist« etwas entgegenstellen. Kalbermatten schreibt in seinem Beitrag von »Begeisterung« und Demenz (S. 33 ff.). Demenz mit dem Verlust des Gedächtnisses und eines sinnerfüllten Lebens gleichstellen zu wollen, ist gefährlich. Es macht in uns Bilder stark, die Demenz als »nicht mehr leben« oder »nicht mehr Person sein« werten. Ein gutes Leben ist in unserer Gesellschaft verbunden mit den Attributen: produktiv, erfolgreich, jung; es ist von Leistungsfähigkeit und Unabhängigkeit geprägt. Dazu passt die Demenz so gar nicht.

Die negativen, angstauslösenden Bilder von Demenz sind tief in uns und unserer Gefühlswelt verankert. Wir können uns eine Zukunft kaum vorstellen, in der wir nicht mehr die Kontrolle über uns haben oder einen Menschen an der Seite, der die Kontrolle über sich verliert. Die Formeln des produktiven Alters haben Bilder vom erfolgreichen Altern zum Leitbild erhoben, an denen Vulnerable scheitern: Aktivität, Produktivität, Leistungsfähigkeit, Nützlichkeit, Engagement und Gesundheit. Das Leitbild des produktiven Alters hat negative Stereotypen vom Alter korrigiert, Handlungsspielräume für die Gestaltung der Lebensphase Alter eröffnet. »Im Alter neu werden können«, predigt die evangelische Kirche (EKD 2009), »aktiv im Alter« werden staatliche Förderprogramme (BMFSFJ) genannt – mit guten Erfolgen. Doch was geschieht, wenn ein produktives Leben im Alter in diesem Sinne nicht (mehr) möglich ist? In der BILD-Zeitung hieß es über ein Leben mit Demenz, es bedeute: »...kein Mensch mehr zu sein« (Bild 2008). In DIE ZEIT wurde Demenz als eine Art existenzielle Orientierungslosigkeit beschrieben (Grotrian 2019). Der mit der Demenz verbundene Verlust von Identität wird über die Medien transportiert. Das gilt auch in den Filmen zur Demenz, wie etwa »Die Auslöschung« (2013). »Das ist kein Mensch mehr« oder »Ich habe meinen Mann verloren«, heißt es dann. »Die Auslöschung« und »Liebe« (2012) – diese Filme scheinen mit dem Gnadentod zu enden. Ich kann die Gedanken und Gefühle nachvollziehen. Ich kenne die Erschöpfung von Menschen, ich kenne auch die Aggressionen, die in helfenden Beziehungen entstehen können – in professionellen und privaten; und die Hoffnungslosigkeit, die für viele Menschen, vor allem pflegende Angehörige, in schweren Depressionen münden können (Zank 2009). Ich will keinesfalls die Gedanken und Menschen verurteilen, die um den »Gnadentod« kreisen. In jeder Gesellschaft, in jeder Kultur gab und gibt es tief verankerte Ambivalenzen im Umgang mit Menschen mit Demenz. Sie reichen von besonderer Fürsorglichkeit über den Ausschluss, der Tötung bis zur Zuschreibung besonderer Kräfte. Es ist eben vor allem eine kulturelle Herausforderung, der es zu begegnen gilt: Wie gelingt es, Menschen mit Demenz einen besonderen, wertschätzenden Stellenwert in unserer Gesellschaft und in unserem Leben einzuräumen. Ihn gilt es einzuüben und in größere Zusammenhänge zu stellen. Ein von den Werten der Erlebnis- und Leistungsgesellschaft geprägtes Menschenbild bestimmt unser Verhalten gegenüber Menschen mit

Demenz. Unser Krankheitsverständnis ist ein von der Individualisierung der Gesellschaft geprägtes: Ich bin verantwortlich dafür, dass ich gesund bleibe. Wir betrachten Demenz als Schicksal des Einzelnen, von dem wir uns distanzieren, weil er so anders ist, lästig wird. Kann man bei all dem dennoch einen Zugewinn sehen in dem »Defizit«, das gemeinhin mit Demenz verbunden wird? Um es klarzustellen: Ich will auch nicht an einer Demenz erkranken. Aber trotzdem muss ich mich in Beziehung setzen zu dem, was mir und mir wichtigen Menschen geschehen kann – und in der Vergangenheit geschehen ist. Wir müssen also darüber sprechen, wie wir mit dem Thema Demenz umgehen können (Velten 2015). Anhaltspunkte gibt es viele. Die intensive Auseinandersetzung mit dem Thema Demenz in der Kunst, insbesondere in Filmen ist Ausdruck davon, dass eine gesellschaftliche Aneignung des Themas im Gange ist. Die Auseinandersetzung der Kultur mit dem Thema ist ein wichtiger Schritt, um das Thema in die Mitte der Gesellschaft zu holen: ob »Honig im Kopf« (2014), »Vergiss dein Ende (2011), »Eines Tages« (2009), um nur einige zu nennen. Die Cartoons von Peter Gaymann haben eine ähnliche Funktion, wie Verena Wetzstein in ihrem Beitrag (S. 29 f.) herausarbeitet. Auch in Talkshows wird immer wieder über das Thema Demenz gesprochen: ob bei Anne Will, Markus Lanz oder Sandra Maischberger. Aber nicht nur die großen Inszenierungen sind gefragt, auch und gerade das Reden vor Ort ist wichtig. Sich austauschen über Demenz als Lebensform, als rätselhaftes Erscheinungsbild des Menschseins; über die Uneindeutigkeit dessen, was man sieht und was man weiß in der Begegnung mit Menschen mit Demenz; über komische, mehrdeutige Situationen. Über das, was wir über das Leben und unsere Existenz lernen. Erzählungen von Angehörigen, Freunden und Nachbarn über ihre Erfahrungen bieten immer wieder »Stoff«.

Den Vater neu entdecken

Viele Angehörige erzählen davon, dass sie unter dem Vorzeichen der Demenz ihre Mutter oder ihren Vater haben neu entdecken können. Til Schweiger (Aust 2014) etwa berichtete im Zusammenhang mit dem Film »Honig im Kopf« von seinem Vater, der streng und großzügig zugleich sein konnte, im Alter aber immer weicher wurde. Erst unter dem Vorzeichen der Demenz gelingt es manchen Menschen Emotionen, Zugewandtheit und Zuneigung zum Ausdruck zu bringen und ggf. zu sagen: »Ich liebe dich«. Viele Angehörige stellen erstaunt fest, welch intensive Beziehung sie zu ihren an Demenz erkrankten Familienmitgliedern haben entwickeln können – wenn es gut ging. Auch Maria Furtwängler erzählt davon, wie sie ihren Vater in der späten Phase seines Lebens noch einmal ganz neu entdecken konnte. Manfred Lütz betont dann auch, dass der »Alzheimerpatient« all die Normalen auf das eigentlich Wichtige ihres Lebens verweisen kann (Lütz 2011).

Auch Erzählungen über die besondere Emotionalität von Menschen mit Demenz eröffnen uns neue Verstehenszugänge und Wertschätzung. Eine kleine Geschichte hierzu: Wir haben uns in meinem Institut AGP Sozialforschung (AGP) sehr intensiv mit Fragen der Lebensqualität bei Menschen mit Demenz befasst. Wir beobachteten Situationen, Verhaltensweisen, Interaktionen, um die Art und Weise und die Wirklichkeit von Menschen mit Demenz zu verstehen und zu identifizieren, was ihnen gut tut, was Angst auslöst oder irritiert. Wir waren in Rheinland-Pfalz unterwegs, in einer so genannten »Oase«. Dahinter verbirgt sich ein Versorgungskonzept für Menschen mit Demenz in einer sehr späten Phase, das Raum vorsieht, in denen mehrere Menschen leben und versorgt werden. So haben sie das Gefühl, nicht allein zu sein. Das kann subjektiv für das Wohlbefinden bedeutsam sein. Eine meiner Mitarbeiterinnen hatte gerade ihren Vater verloren, kam aber dennoch in die Einrichtung, um die Situation und die Bewohnerinnen zu beobachten. Eine der dort lebenden Frauen, die sich noch niemals geäußert hatte, die wissenschaftliche Mitarbeiterin ihrerseits aber sehr wohl beobachtet hatte, wandte sich ihr zu und sagte: »Heute sind Sie aber traurig.« Sie drehte gewissermaßen die Beobachtungsrollen um und es wurde eine emotionale Mitschwingungsfähigkeit sichtbar, mit der wir so nicht gerechnet hatten und die uns deutlich machte, dass in den Menschen, die wir »dement« nennen, häufig eine ganz besondere Sensibilität wohnt. Nicht alle können sie verbal ausdrücken. Gleichwohl ist sie vielfältig vorhanden. Diese Sensibilität und Emotionalität sind Kompetenzen, sind Dimensionen des Menschseins, die sich gerade unter dem Schutz der Demenz in besonderer Weise erschließen können – und an die Bedeutung der Emotionalität für das Menschsein erinnern.

Aus Forschungen wissen wir, dass wir das, was wir unter Lebensqualität, unter Zufriedenheit und Glück verstehen, häufiger bei Menschen mit Demenz beobachten können: die Lebendigkeit der Augen, die Reaktionen auf das, was gerade passiert, die Fähigkeit, die Gegenwart auszukosten (Becker et al. 2011). Was ist denn Glück, wenn nicht das Glück des Augenblicks? Wir können es niemandem aufzwingen und erwarten: »Du sollst jetzt glücklich sein!« Aber wir können offen sein für das kleine Glück, für das, was dem Menschen gut tut. Wir können feststellen, dass Menschen mit Demenz Glück erleben können, wenn die Rahmenbedingungen stimmen, zu Hause, auch in der Wohngruppe oder im Heim. Glück heißt hier anderes als äußerliches Glück, nicht verbunden mit Gesundheit und Wohlstand. Mit Geborgenheit, mit Lachen, mit Begegnungen, mit Genüssen, mit magischen Momenten, mit Berührungen kann es zu tun haben.

Empathie und Verantwortung

Wir finden weitere Bedeutungs- und Sinnfenster für diejenigen, die von Menschen mit Demenz umgeben sind, und zwar in den Begriffen Verantwortung und Empathie. Viele Menschen erleben die Beziehung zu Menschen mit Demenz als besonders wertvoll. Eine Kollegin etwa hat einen demenzkranken Vater. Sie wechselte ihren Job von der Hochschule und zog in die Nähe ihrer Eltern. Für sie ist es eine wichtige Lebensphase, in der ihr die Möglichkeit gegeben ist, die Beziehung mit ihrem Vater auszukosten und zu leben, was vorher in dieser Weise nicht möglich war. Es geht ihr nicht darum, ihn täglich zu pflegen – Nähe auf Distanz ist seit Jahren das Leitbild für eine moderne Generationenkonstellation – sondern ihm emotional und territorial nahe zu sein. Das können sich nur wenige leisten und noch weniger vorstellen. Dennoch berichten Angehörige, dass sie während der Zeit der Pflege eine neue Beziehung zu ihren kranken Eltern bzw. Geschwistern entwickeln konnten.

Ich will diese Berichte nicht idealisieren. Sie erinnern aber daran, dass es für Menschen immer bedeutsam war und ist, Verantwortung für andere zu tragen. Reziproker Altruismus. Die Sorge um den anderen kann reich machen, ebenso die Beziehung zu Menschen, die anders geworden sind, die einer anderen Rationalität folgen. Der Film »Vergiss mein nicht« (2012), in dem David Sieveking beschreibt, wie seine Mutter das Gedächtnis verliert und seine Eltern die Liebe neu entdecken, und das Buch von Arno Geiger, »Der alte König in seinem Exil« (2011), das eine Vater-Sohn-Beziehung beschreibt, dokumentieren eine anteilnehmende Verantwortungsübernahme. Auch sie zeigen Sinnfenster von Demenz. Besonders berührend ist eine »Geschichte«, in der zwei Menschen, die sich einmal liebten und dann wieder getrennte Wege gingen, wieder begegneten. Sie, die immer deutlicher Symptome einer Demenz zeigte. Sie suchte Schutz bei ihrem ehemaligen Partner, zog später zu ihm – und sie heirateten – was durchaus zu Irritationen bei einigen Mitgliedern der Familie führte. Auf Zeit eröffnete sich ihnen eine bis dato so nicht mögliche Nähe und

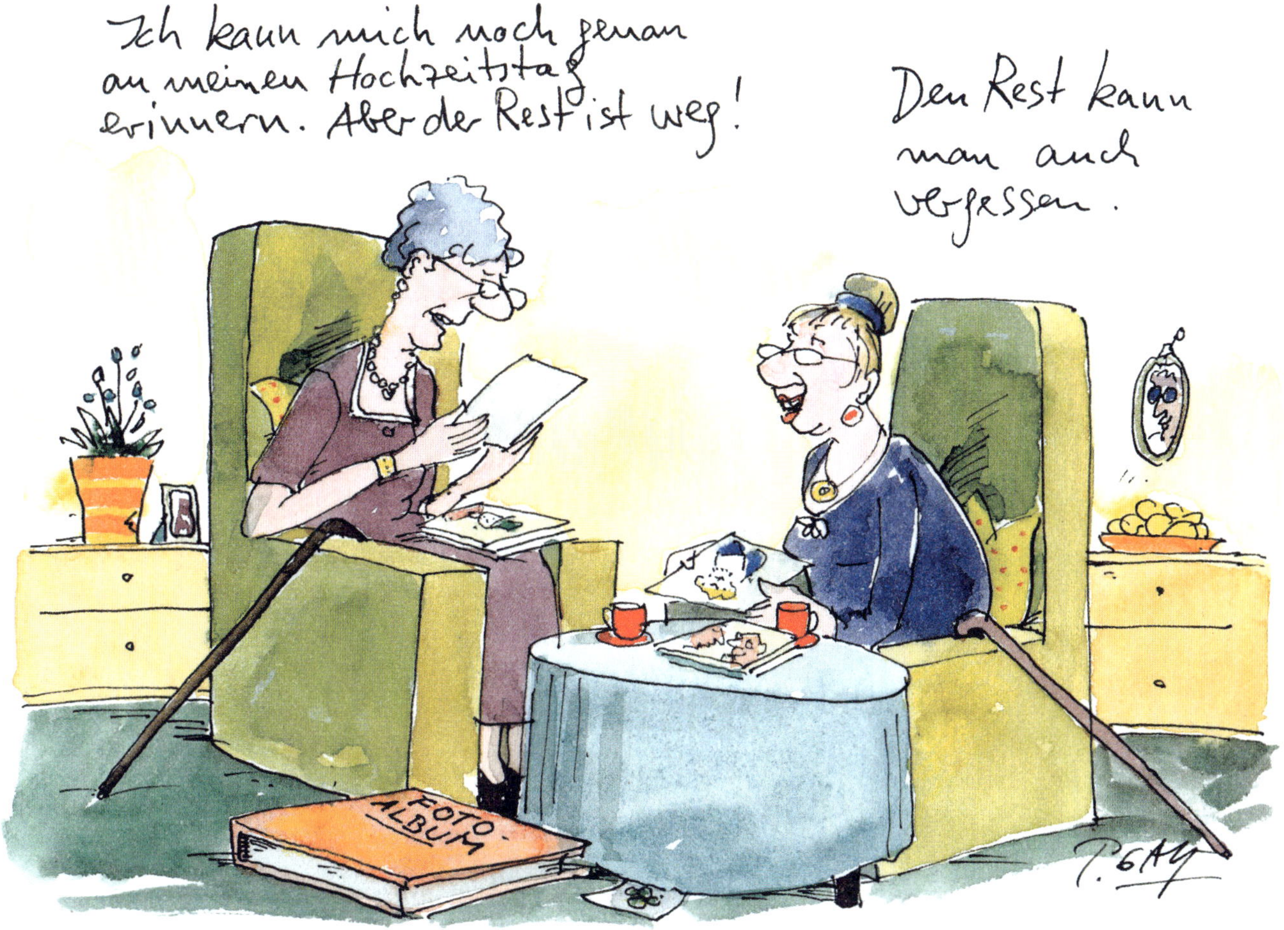
Ich kann mich noch genau an meinen Hochzeitstag erinnern. Aber der Rest ist weg!
Den Rest kann man auch vergessen.
FOTO-ALBUM
P. GAY

Innigkeit, die an die von Rainer Marten in Zusammenhang gebrachte Nähe der Intimität von Tod und Eros rührt (Marten 2022).

Verletzlichkeit und Achtsamkeit

Menschen mit Demenz lehren uns, dass wir verletzlich sind. Vulnerabilität, Verletzlichkeit ist eine wichtige Dimension unseres Lebens, ein Existenzial. Von Verletzlichkeit zu sprechen ist besser, kulturell und anthropologisch, als von Demenz. Demenz ist immer mit Pathologisierungen verbunden. »Demenz ist keine Krankheit« lautet der Untertitel von Reimer Gronemeyers Buch »Das vierte Lebensalter« (Gronemeyer 2013). Wir können medizinisch kaum etwas tun – dennoch sollten wir das Recht auf eine gute medizinische Betreuung für Menschen mit Demenz verteidigen. Zentral ist und bleibt es aber, die Verletzlichkeit des Anderen zu sehen. Darauf kommt es an. Wir sind alle einmal verletzlich und verlieren an Orientierung. Der Begriff der Verletzlichkeit bringt genau das zum Ausdruck. Er zeigt, dass wir auf andere angewiesen sein können, er kann aber auch das Gefühl in uns auslösen, sorgend und beschützend tätig werden zu wollen. Daher ist er für unsere Kultur so wichtig: Der Begriff Verletzlichkeit pathologisiert nicht. Nicht medizinische Behandlung oder Ruhigstellung stehen im Vordergrund, sondern die existentielle Verwiesenheit auf den Anderen. Sie fordert, uns in Beziehung zu dem Menschen zu setzen, der verletzlich ist und unsere Unterstützung braucht. »Sie säen nicht, sie ernten nicht, und euer himmlischer Vater ernährt sie« (Matthäus 6,26) – so gesehen sieht Rainer Marten Demenz als die willfähige Einkehr in Gottesglauben (Marten in Velten 2015). Sehen wir nicht auf seinen Glauben, sondern auf sein wirkliches Leben, dann ist der Mensch mit Demenz in seiner Verletzlichkeit der Mitmenschlichkeit übereignet, ob er das will oder/und weiß oder nicht (Marten in Velten 2015).

Menschen mit Demenz brauchen unsere Kreativität

Wir können von Menschen mit Demenz lernen, in der Gegenwart zu leben, den Augenblick intensiver, auch spirituell, zu erfassen. Die Kreativität von Menschen mit Demenz kann sich in vielfältiger Weise Bahn brechen, sich ausdrücken: in Musik und Sprachkunst, aber auch in einem humorvolleren Zugang zur Wirklichkeit. Von Malerei (vgl. Schultz S. 102 f.), von Bewegung ist in den Texten in diesem Buch vielfältig die Rede.

Wenn wir in die Kulturwissenschaften blicken, erschließen sich Deutungen von der Verarbeitung von Demenz, die ihrerseits Sinnfenster eröffnen: Wir können lernen, den Verlust als Transformation, als eine Veränderung, als ein Anderswerden anzusehen. Der »Senile« als Meister in der Disziplin des Verweilens im Augenblick. Im Buddhismus und Hinduismus finden wir so etwas wie den Zensus minimum, die Einsicht in das Wesen der Welt. Wir kennen das Bild oder den Begriff des Numinosen als das Heilige. Reimer Gronemeyer gelingt es immer wieder die Demenz in große Zusammenhänge und Deutungen der Zeit und ihrer Phänomene einzubeziehen (Gronemeyer 2013). In einigen Kulturen werden Menschen mit Demenz zu Heiligen, die an etwas Transzendentem teilhaben, das uns nicht zugänglich ist. In Australien durfte ich davon etwas bei den Aborigines erleben (Klie 2003). Auch in Afrika sind entsprechende Zuschreibungen bekannt, mit rituellen Formen, das Heilige aber auch die »witchcraft«, die Besessenheit, von Menschen mit Demenz zu »verarbeiten«. Auch in unserer Philosophie und Kulturgeschichte kennen wir das Bild der Transformation im Zusammenhang mit Demenz. Die Transformation vom Kognitiven zum Sinnlichen zeigt etwa Arno Geiger in seinem Buch »Der alte König in seinem Exil«. Er beschreibt, wie sich Kreativität unter den Bedingungen einer Demenz entwickeln und sich in einem recht unkonventionellen und poetischen Umgang mit Sprache äußern kann. So entsteht Neues. Das Neue, die Transformation zu entdecken, eröffnet Möglichkeiten, in Beziehung mit Menschen mit Demenz zu bleiben. Wir kennen die Beziehung von Wahnsinn und Genialität, Kunst und Verrücktheit, die Schopenhauer als Wille und Vorstellung (Schopenhauer 2004) so eindrücklich beschreibt. Peter Sloterdijk hielt 1995 vor den deutschen Gerontologen in Freiburg einen Vortrag mit dem Titel »Alte Leute und letzte Menschen: Notiz zur Generationenvernunft« (Sloterdijk 1996), in dem er für Hochbetagte ein Recht auf Weltferne proklamierte. Auch das kann ein tragfähiges Bild sein: Wir haben ein Recht, uns zu verabschieden, zum Ausdruck zu bringen: Ich gehöre nicht mehr dazu, will es auch nicht mehr. Von diesem Recht scheinen viele Menschen mit Demenz Gebrauch zu machen.

Ein Weg aus dem Leben

Ein weiteres Sinnfenster kann sich öffnen, wenn wir Demenz als einen Weg aus dem Leben verstehen. Medizinisch und empirisch stimmt dies: Die mit Demenz verbundenen Krankheiten führen zum Tode, einer

Grenzsituation, deren Erfahrung auch zu unserer Entwicklung beitragen kann. Viktor von Weizsäcker, der Entdecker und Begründer der psychosomatischen Medizin in Deutschland, beschreibt, wie wir mit Grenzsituationen und Krisenerfahrungen umgehen, die uns durcheinanderbringen und unsere Ordnung zerstören können: die Erfahrung der Unstetigkeit des Selbst, wie er es nennt (Weizsäcker 1986: 170).

Es gibt Situationen im Leben, in denen Dinge durcheinandergeraten, etwa durch eine Trennung, eine Krankheit, einen Unfall, eine Pandemie oder ein Versagen. Meistens finden wir zu einer neuen Ordnung zurück. Es gibt aber auch Situationen, so formuliert es von Weizsäcker, in denen das Ich nach dem Sprung nicht mehr landet. Es fällt aus einer Ordnung heraus, die bisher für das Selbstbild prägend war. Dieses Gefühl der Überwältigung, des inneren Zerrissenseins, des Unbegreiflichen lässt sich nicht immer überwinden. Doch auch das ist potenziell ein Teil unserer Identität.

Menschen mit Demenz etwa landen zumindest für viele von uns schwer erkennbar nicht mehr in ihrem Ich. »Sie landen nicht mehr«. Sie befinden sich möglicherweise in einer Ordnung, die wir nicht mehr als Ordnung verstehen. Die Synchronisation geht verloren: wir sind zusammen, wir reden miteinander, wir teilen aber nicht (mehr) den Sinn. Das können existenzielle Grenzerfahrungen unseres Lebens sein. Wir wissen auch nicht, wo wir nach unserem Tod »landen« werden. Der Umgang mit dementen Menschen als ein Einüben davon, selbst einmal nicht mehr zu landen, verloren zu sein und keinen Platz mehr zu finden? Wir wollen und können, wenn wir das Leben begreifen wollen, nicht davon ausgehen, dass alles immer gut gehen wird. Das Leben bleibt ein Fragment. Manchen gelingt ihr Leben wunderbar: Ihr Leben erscheint uns rund und ganz. Vielen ist das nicht gegeben.

Grenzen des Planbaren – Kritik an der Präventionsgesellschaft

Karl Jaspers beschäftigte sich intensiv mit den Veränderungen des Menschen und fragte sich danach: Können wir das, was uns bevorsteht, planen? Etwa mit Hilfe von Patientenverfügungen?

Patientenverfügungen richteten sich in ihren Anfängen gegen eine Medizin, die nicht lassen kann. Sie sind heute zu einem Ritual geworden, mit dem wir versuchen, vorwegzunehmen und einzufangen, was uns unbegreiflich bleiben wird (Klie/Student 2011). Jaspers beschreibt das in Bezug auf Grenzsituationen: »Auf Grenzsituationen reagieren wir nicht sinnvoll durch Plan und Berechnung, sondern durch eine

andere Aktivität, das Werden der in uns möglichen Existenz« (Jaspers 1973: 204). In dieser Aussage von Jaspers liegt ein Programm gegen die Aufforderung, das Leben bis zuletzt zu planen.
Auch hier können Menschen mit Demenz Lehrmeister sein: Wir können unser Leben nicht bis zuletzt vorwegnehmen. Wir tun gut daran, dem Unvorhergesehenen mit Weltoffenheit zu begegnen. Wir wissen nicht, was unsere Zukunft uns bringt – das wissen unsere Regierenden auch nicht. Wir wissen auch nicht, was es heißt, einmal »dement« zu sein. Das vorwegzunehmen, hieße zu negieren, was das Leben und die Welt zu bieten haben. Zu dieser Ungewissheit kann die Demenz gehören. Auch sie ist eine mögliche Form der Existenz, mit der wir uns auseinandersetzen müssen. Walter Jens hat das Schicksal getroffen, über Jahre mit Demenz zu leben, bis er im Jahr 2013 verstarb. Ihn ereilte das, was er selbst nicht erleben wollte. Wenn Sie mit den Menschen sprechen, die ihn versorgt haben, dann werden Sie nicht nur von einem verzweifelten Walter Jens hören. Er hat in einer Weise gelebt, wie er es sich nie hat vorstellen können. Aber er konnte mit seiner Demenz leben – und Inseln des Selbst und des Glückes erleben (Hespeler in Velten 2015: 140). Sicher ist es richtig, auch rechtlich Vorsorge zu treffen, eine Vorsorgevollmacht zu erteilen, Wünsche festzuhalten – das 2023 in Kraft getretene neue Betreuungsrecht enthält ein Wunschbefolgungsrecht, § 1821 BGB, Ebenso wie die Instrumente der Gesundheitlichen Versorgungsplanung gem. § 132g SGB V werden wir uns immer wieder dem Menschen in der Gegenwart, seinen Wesensäußerungen und der aktuellen Situation stellen müssen (vgl. Klie 2021).

Eine Form gemeinschaftlichen Lebens

Walter Jens trat für das Recht auf den eigenen Tod ein (Jens/Küng 2010). Selbstbestimmung und Autonomie, dafür stand er. Was heißt aber Selbstbestimmung und Autonomie unter Bedingungen von Demenz? Sicher: Sicherung von Freiheitsrechten, konsequenter Verzicht auf Zwang, Vermeidung jeder Demütigung. Menschen mit Demenz erleben Autonomie in sie tragenden Beziehungen. Nicht sonst sprechen wir von der relationalen Autonomie: einer Autonomie, die den anderen braucht, um dem Gesetz des eigenen folgen zu können. Demenz als Lebensform ist eine Form gemeinschaftlichen Lebens (Velten 2015) – in Familien, in der Nachbarschaft, im Quartier oder Dorf. Die Allianzen für Demenz (BMFSFJ) stehen für einen neuen, kreativen, menschenfreundlichen gesellschaftlichen Umgang mit Demenz.

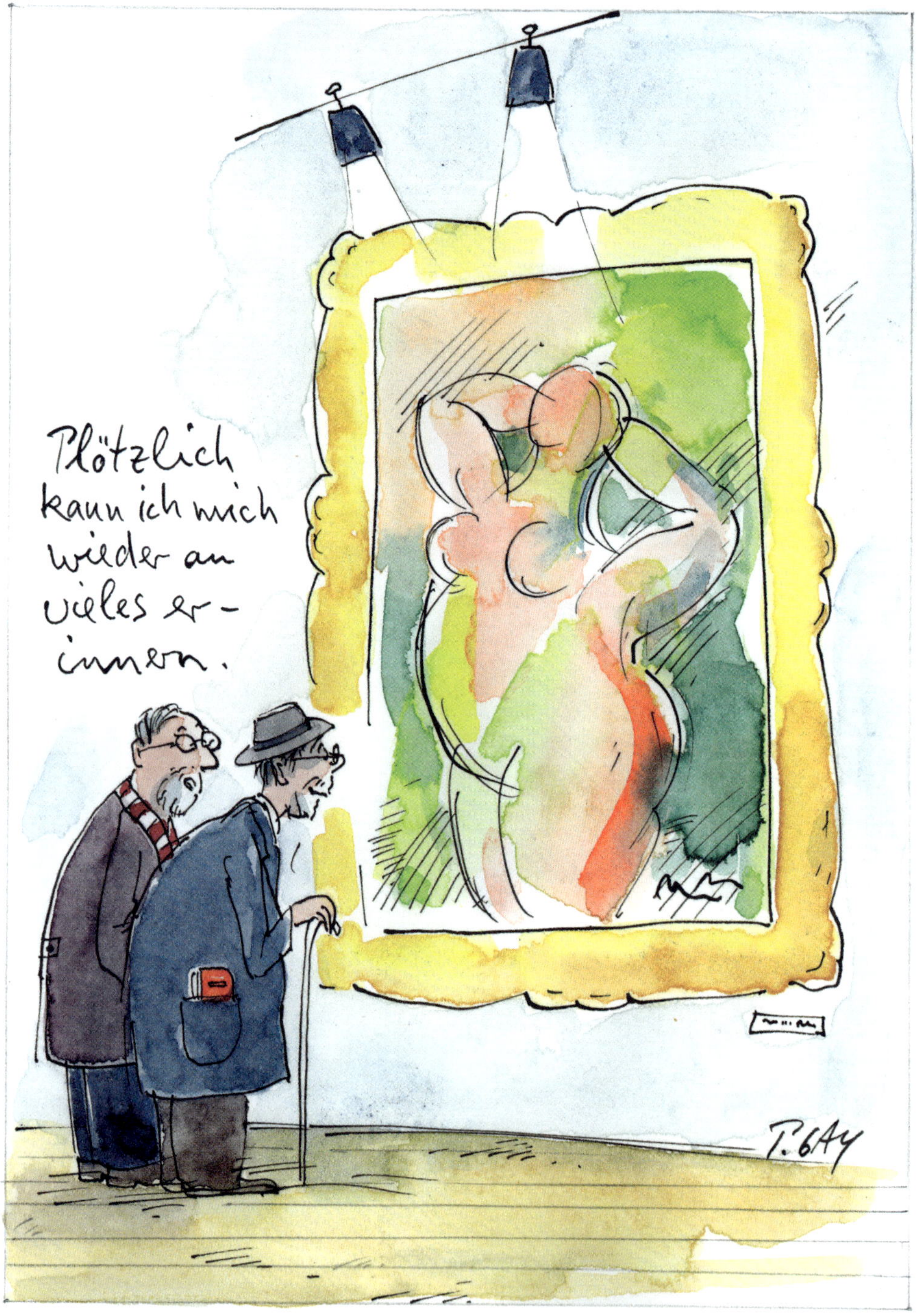
Plötzlich kann ich mich wieder an vieles er-innern.
P. GAY

Wir alle sind aufgerufen, wenn wir zuversichtlich auf ein Leben mit Demenz schauen wollen, so zu handeln, dass wir zu einer sorgenden Kultur und Nachbarschaft beitragen. Eine solche Haltung trägt ganz wesentlich zur Humanisierung unserer Gesellschaft bei. Der existentiellen Einsamkeit, die das Alter melancholisch machen (Schmid 2014: 66), Menschen mit Demenz und ihre Angehörigen in die Depression treiben kann, ihr gilt es in einer Kultur, in der das Ich auftrumpft wie nie zuvor, eine neue Bedeutung des sozialen Miteinanders, der Sorge entgegenzustellen. Eine Lebensform, die dem Gemeinschaftlichen, dem Miteinander eine neue Bedeutung schenkt.

Heitere Gelassenheit

Gelassenheit (vgl. Lützau-Hohlbein S. 120 f.) ist ein wesentlicher Baustein für die Lebenskunst im Alter (Schmid 2014). Sie ist das Gefühl und der Gedanke, sich in einer Unendlichkeit geborgen zu wissen, für die es nicht wichtig ist, welchen Namen sie trägt (Schmid 2014: 106). Gilt das auch für die Demenz? Wir haben die Voraussetzungen dafür zu schaffen, die Angst vor Demenz zu verlieren. Ängste erlernt man. Sie werden kulturell vermittelt. Lebenskunst und Demenz – eine nicht einfache Lektion: für die Gesellschaft, für den Einzelnen, für Familien.

Zu- und geschehen lassen, sind wichtige Grundvoraussetzungen, die für die Begleitung von Menschen mit Demenz gefragt sind. Eine besondere Schule der Gelassenheit war für mich ein Forschungsprojekt mit dem Titel »Begegnungen«, in dem sich über zwei Jahre lang Vorschulkinder und hochbetagte Menschen mit Demenz trafen. Magische Momente zwischen Kindern und Hochbetagten konnten dort entstehen. Die Begegnungen brauchen auf der einen Seite eine gute Strukturierung und geschulte Beobachtungen. Mindestens so wichtig war die Fähigkeit zuzulassen, was zwischen den Kindern und den Hochbetagten entsteht: Im Spiel, in gegenseitiger Beobachtung, in Fürsorglichkeit. Nicht zu viel Programm, das das was an Potenzialität zwischen den sich zunächst Fremden, zwischen jung und alt, behindern kann, eher von Gelassenheit und Vertrauen klimatisierte Begegnungssituationen waren gefragt. Die Eltern der Vorschulkinder, von denen sich manche dem Projekt gegenüber zunächst skeptisch verhielten, manche sogar Angst hatten, ihre Kinder könnten sich an Demenz anstecken, lernten – vermittelt über ihre Kinder – einen neuen Blick auf Menschen mit Demenz, die bislang die Unheimlichen waren (Klie et al. 2021).

Gelassenheit ist auch und gerade für älter werdende Menschen gefragt, die sich mit Phänomenen der Demenz auseinandersetzen. Viele reagieren panisch, andere sehen ihre Würde bedroht und rufen nach Möglichkeiten des assistierten Suizides: Lieber tot als würdelos mit Demenz vor mich hinvegetieren. Das ist auch die Position mancher Prominenter. Udo Reiter gehörte zu ihnen – und nahm sich das Leben. Programme des Schneller-Sterbens sind vorauszusehen, um ein Mehr an Lebenslust den Lebensstarken zu sichern (Marten in Velten 2015: 128). Viele verdrängen das Thema oder begegnen ihm mit Gelassenheit – ein schmaler Grat? Thomas Gottschalk bezeichnet sich als großen Verdränger, der sich lieber nicht mit seinem Tod beschäftigen und sich auch keine Sorgen über eine mögliche Demenz machen möchte: »Ich habe schon so viel wirres Zeug in meinem Leben geredet, da kommt es dann auch nicht mehr drauf an.« So formulierte Gottschalk in seiner schnodderigen Art in einer Sendung mit Günter Jauch am 20.10.2014, und sprach damit vielen Zuschauern aus der Seele.

Recht auf Demenz

Wir haben nicht die Pille gegen Demenz, wir kennen keine Heilungsoptionen. Wir können nur mit Demenz leben lernen. Das gilt für die Betroffenen, das gilt für ihre An- und Zugehörigen, für Freunde und Nachbarn

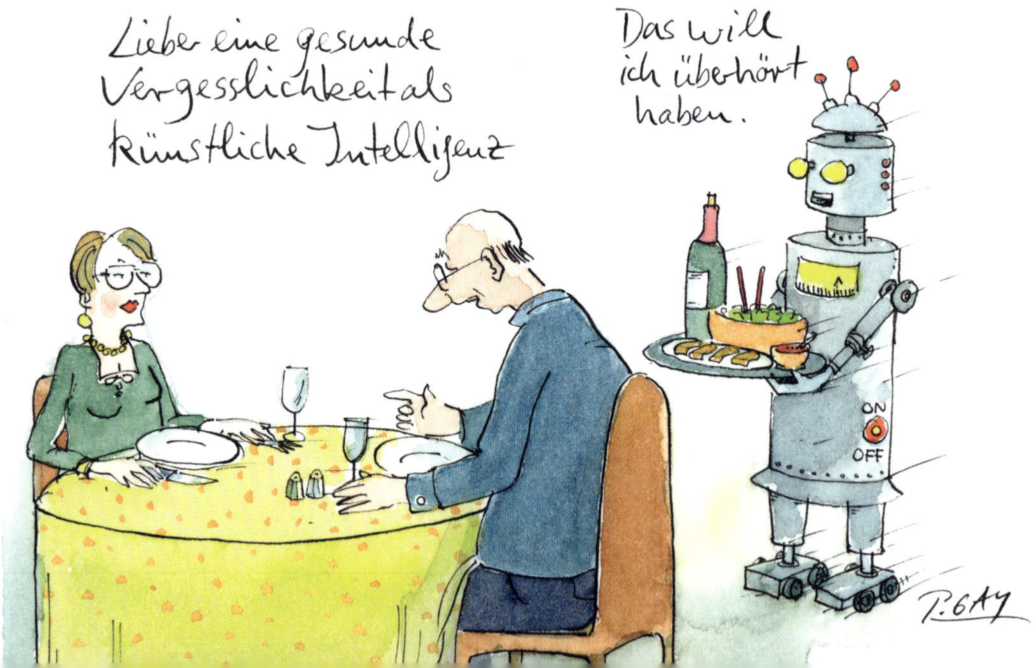

sowie für die Gesellschaft insgesamt. Demenz ist und wird immer mehr zu einer Erscheinung des Lebens in unseren Städten und Dörfern. Demenz als Lebensform ist wie Rainer Marten es aus philosophischer Perspektive formuliert, eine Form gemeinschaftlichen Lebens. Auch die Gesellschaft hat Erfahrungen zu sammeln und neu zu lernen, wie ein Leben mit Hochbetagten und speziell mit Menschen mit Demenz zu teilen ist. Dabei ist die Gesellschaft im Ganzen gefragt, ob zu ihren Lebensformen und das heißt auch zu ihrer Lebenssinngestaltung Menschen mit Demenz gehören. Es geht um die Frage, ob es gesellschaftlich zum gelingenden und erfüllten Leben gehört, lange und immer länger auch mit älteren Menschen zu leben, die in ihren inneren Welten zuhause sind, die abwesend wirken, die verwirrt sind – eben mit Demenz leben. Wenn jeder Mensch Subjekt der Würde ist, die Würde des Menschen nicht an Leistungsfähigkeit gebunden ist und zum Wesenskern des Menschen gehört, dann macht der Achtungsanspruch von Menschen nicht Halt vor der Demenz. Dies so zu sehen ist eine der wesentlichen kulturellen Leistungen unserer Gesellschaft. Wie schon ausgeführt, hat Kant die Bestimmung der Menschenwürde auf den falschen Weg gebracht, indem sie für ihn (nur) in der reinen, durch keinen Affekt beeinflussten Vernunft gegeben war. Nichts aber hat aus sich Würde und Wert, nicht einmal das Gold. Zu Würde und Wert gehört die Schätzung, eben die positive (Be-)Wertung und Würdigung. Würde wird erlebbar, geschieht im sozialen Miteinander – als Würdigung. Würde ereignet sich in sozialer Interaktion. Verstehen wir ein Leben mit Demenz als Lebensform, würdigen wir Menschen mit Demenz und realisieren wir diese Würdigung in unserer Lebensteilung, dann ist dies Ausdruck einer Anerkennung eines Lebens mit Demenz. In einer bunten Gesellschaft, in einer Gesellschaft, in der niemanden die Würde abgesprochen werden darf, gibt es ein Recht auf Demenz – eben als Lebensform. Dieses Recht auf Demenz bleibt nicht allein appellativ, es fordert alle, auch den Staat in seiner Verantwortlichkeit für den wirksamen Schutz von Menschenrechten und der Sicherung von Bedingungen, die Teilhabe ermöglichen, heraus.

Noch einmal: Mensch, Humor und Demenz

Humor und Lachen verbindet uns mit den Anderen und mit uns selbst, mit der Welt und dem Mysterium, das größer ist als wir selbst, so formulierte Stephan Klein (NQ online 2013). Den Kontakt halten, in Beziehung bleiben und kommen, darum geht es bei dem Thema Demenz und Verletzlichkeit. Da sind Humor und Lachen wichtige Brücken, die Verbindungen schaffen. Das Mysterium des Lebens werden wir nie gänzlich entziffern – auch das der Demenz nicht, trotz vielfältiger Versuche. Humor und Lachen können auch hier dafür sorgen, dass der Kontakt zwischen dem Menschen und dem Mysterium erhalten bleibt. Immanuel Kant schrieb: »Der Himmel hat den Menschen als Gegengewicht gegen die vielen Mühseligkeiten drei Dinge gegeben: die Hoffnung, den Schlaf und das Lachen. Es kann nicht geleugnet werden: Ein Leben mit Demenz kann mühselig sein. Möge das Buch dazu beitragen, dass es immer wieder ein Gegengewicht gibt: in Begegnungen, in Entdeckungen des Lebens, im solidarischen Miteinander, im Ringen um menschenwürdige Sorge, in magischen Momenten und im Humor und Lachen. Regen sich Menschen auf, verlieren sie Verständnis und Humor, werden sie ungehalten, wenn ein Mensch mit Demenz sie etwa nicht mehr erkennt und »wirres Zeug schwätzt«, dann ist ihnen nahezulegen, in die Schule des Lebens zu gehen, wie sie im Alter die Schule der Endlichkeit ist: sind sie doch einfach lebensignorant (Velten 2015: 125).

Dass wir in vielfältiger Weise Zauberer sein können, die in Brunnen der Traurigkeit Tropfen vom lebendigen Wasser des Lachens hineingießen und diesen Brunnen dadurch zum Kraft und Leben spendenden Heilquell machen können, das mag man unserer Gesellschaft des langen Lebens mit den Worten von Maxim Gorki wünschen. Der Hamburger Theologe Fulbert Steffensky hat in seinem Buch »Heimathöhle Religion« (2015) über das Lachen geschrieben und damit für manche, die sich schwertun, Demenz und Humor zusammenzubringen, Brücken gebaut. Er schreibt, dass man lacht, wenn man die Unstimmigkeiten der Welt wahrnehme, wenn der Clown mit seinen zu großen Schuhen laufen will. »Es stimmt etwas nicht, darum lachen wir«. Er nimmt das Bild vom Lachen als »weinender Weisheit« auf: »Das sind wir, die da stolpern; die nicht (mehr) gut ausgerüstet sind für das Leben.« Er spricht von der eigenen produktiven Resignation vor dem Fragment des Lebens, vor seinen Schmerzen, seiner Unmöglichkeit, aber auch seiner Schönheit. Wir sind es, die in Menschen mit Demenz unserer eigenen Verletzlichkeit, Vergesslichkeit, unserer eigenen Unvollkommenheit begegnen. Lachen in diesem Sinne ist ein Lachen, in dem das Eingeständnis von Schwäche enthalten ist. In einem solchen Lachen zum Ausdruck kommender Humor hält sich den leidvollen Ernst des Lebens nicht vom Leib, sondern nimmt ihn an. So verstehen auch Peter Gaymann und ich die Cartoons: Wir weichen auch in den Cartoons den schwierigen Seiten eines Lebens mit Demenz nicht aus. Demenz konfrontiert uns in vielfältiger Weise mit den Ambivalenzen des Daseins zwischen Sinn und

Sinnlosigkeit. Im Humor, so formuliert es Patrick Schuchter in seinem Beitrag, erträgt der Mensch ein bisweilen unerträgliches Wie gegebenenfalls auch ohne Warum. Ein Wie – ein Leben mit Demenz – ohne »Warum« zu ertragen, stellt uns »mitten in das Geheimnis der Existenz zwischen abgründiger Ambivalenz und aufschiebender Alltäglichkeit«. Im Zusammenleben mit Menschen mit Demenz und im Kontakt zu ihnen kann etwas von dem Geheimnis der Existenz sichtbar werden. Mit Humor als Haltung und Lebensform – nicht verkürzt auf einen Witz und eine Pointe, ohne die Cartoons nicht auskommen – ist eine Einstellung verbunden, die die Unzulänglichkeiten des Daseins durchschaut – und in einem liebevollen Verstehen über das Leben stellt (Schuchter S. 37 f.).

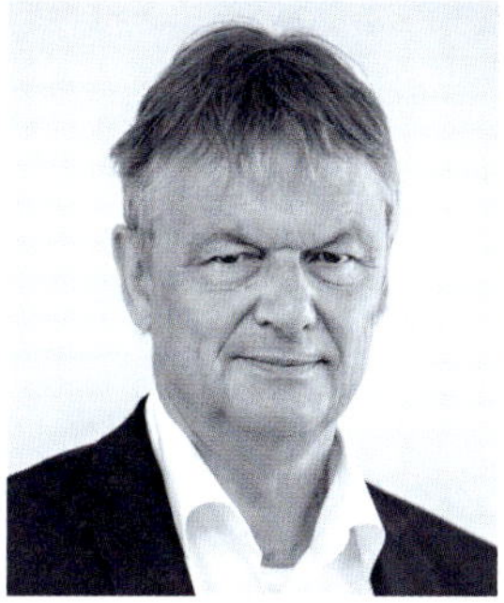

Prof. Dr. Thomas Klie

Geboren 1955 in Hamburg, ist ein exponierter Sozialexperte in Deutschland, war von 1988 bis 2021 Professor an der Evangelischen Hochschule Freiburg, er ist Privatdozent an der Alpen Adria Universität/IFF Wien und Autor zahlreicher Veröffentlichungen zum Thema Alter, Pflege und Zivilgesellschaft. Er leitet das Institut agp Sozialforschung und das Zentrum für zivilgesellschaftliche Entwicklung und praktiziert als Rechtsanwalt in Freiburg, Berlin und München. Er lebt in Starnberg. www. thomasklie.de

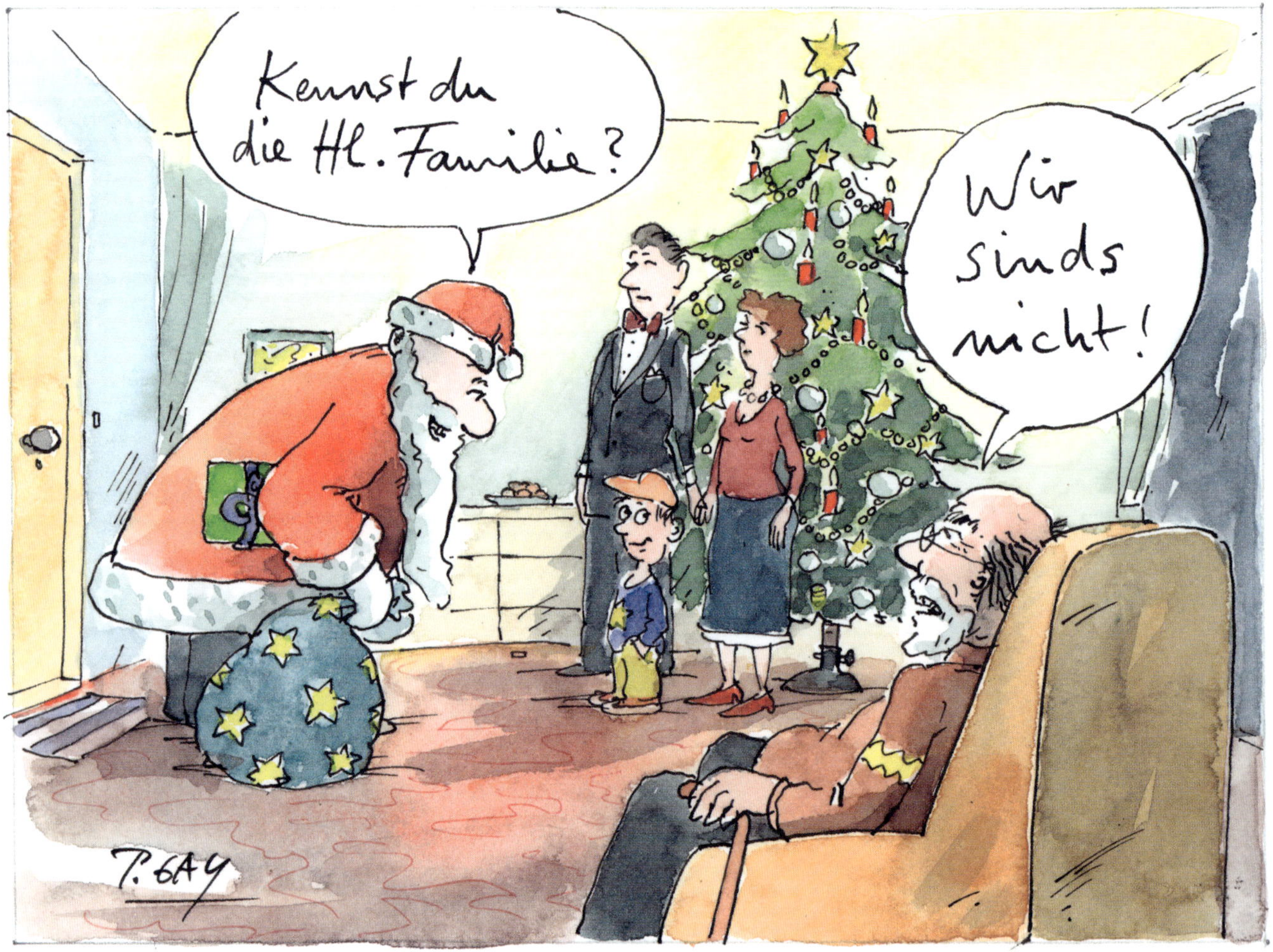
Kennst du die Hl. Familie?
Wir sinds nicht!
T. GAY

Der Berg der Erinnerungen

von Prof. Dr. theol. und Dr. rer.soc. Reimer Gronemeyer

Die Menschen mit Demenz: Ich stelle mir vor, dass alles, was sie vergessen, nicht verschwindet, sondern auf einem großen Berg, einer Mischung aus Mülldeponie und Heiligtum, gesammelt wird. Jeden Tag kommen imaginäre Lastwagen, bringen die verlorenen Erinnerungen und laden sie ab: Das Gesicht der Tochter, die Streitereien mit dem Ehemann, das weiße Brautkleid, die Kuchenrezepte, den Trog, in dem die Wäsche gekocht wurde, das Licht einer Mondnacht, den blauen Kinderroller, den Vater in seinem schwarzen Sonntagsanzug, den ersten Kuss, das Brotmesser aus dem Küchenschrank, den Gipsverband vom Armbruch, die Liebesbriefe im sorgfältig verschnürten Kästchen. Alles eben, was bei denen, die wir demenzkrank nennen, allmählich versinkt und verschwindet. Die Lastwagen kippen die Erinnerungen auf dem Erinnerungsberg ab, der sich immer höher türmt. Sie verrotten nicht, die Erinnerungen, sondern warten vergeblich darauf, wieder abgeholt zu werden.

Vielleicht leben die Menschen mit Demenz mit der diffusen Vorstellung, dass alle die Erinnerungen, die sie verloren haben und nicht mehr festhalten können, irgendwo aufbewahrt sind? Was wissen wir schon, was in ihnen vorgeht? Das Vergessene ist jedenfalls – sind sie davon überzeugt? – nicht weg.

Die alten Griechen waren ganz sicher, dass die Erinnerungen nicht einfach verschwinden. Sie meinten: Bevor die Menschen das Totenreich betreten, trinken sie aus dem Fluss Lethe, damit sie alles vergessen und ihr irdisches Leben abstreifen. Aber alle in Lethes Wassern abgestreiften Erinnerungen werden vom Fluss zu einem fernen Ort getragen, zu einer Quelle, die ‚Mnemosyne' heißt (das ist das griechische Wort für ‚Erinnerung'). Die Quelle sprudelt und wirbelt feinen Sand auf – und dieser feine Sand, das sind die Erinnerungen, die im Fluss des Vergessens abgelagert wurden. Dichter sitzen an dieser Quelle und greifen nach den Erinnerungen, die die Toten nicht mehr brauchen, und bringen die Erinnerungen zu den Lebenden zurück.

Vielleicht ist es ja heute so, dass Lethe nicht mehr wartet bis die Menschen an dem Fluss ankommen, der das Reich der Toten vom Reich der Lebenden trennt, sondern dass die Göttin Lethe Einzug gehalten hat

in unseren Alltag? Dass sie ihr Werk, das darin besteht, die Erinnerungen wegzuwaschen, schon an den Lebenden vollbringt? Vielleicht ist Gott tot – aber möglicherweise sind die griechischen Götter unter uns gegenwärtig? Und die Dementen haben vorzeitig aus dem Fluss des Vergessens getrunken?
Vielleicht, vielleicht ist die Göttin Lethe, die Göttin des Vergessens, die allgegenwärtige heimliche Herrscherin unserer Gegenwart. Leben wir doch ganz offensichtlich in einer dementen Gesellschaft, die ständig nach vorn stürzt, aber nichts erinnert. Riesige Datenmengen sind abgespeichert, gehören aber nicht mehr zum Menschen, sind weggewaschen. In den Köpfen nichts, auf der Festplatte alles. Die Daten-Clouds – Tempel der Erinnerung, die über unseren leeren Köpfen schweben? Vielleicht lächelt Lethe siegesgewiss oder milde oder nachsichtig über uns, die wir die Krankheit des Vergessens an den Dementen diagnostizieren, während sie schon längst alle und alles in die Fluten des Vergessens taucht?

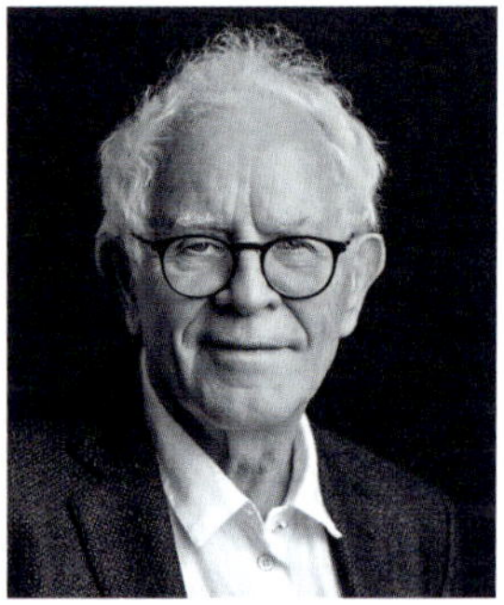

© Pietro Sutera

Prof. Dr. Reimer Gronemeyer

Professor i. R. für Soziologie an der Justus-Liebig-Universität Gießen, Ehrensenator der Universität Gießen. Forschungsprojekte zum Thema Demenz und Hospiz sowie zum subsaharischen Afrika. Er ist Vorsitzender des Vorstandes der »Aktion-Demenz. Gemeinsam für ein besseres Leben mit Demenz« sowie des gemeinnützigen Vereins Pallium e.V., der sich für soziale Projekte in Namibia engagiert. Im März beginnt unter seiner Leitung ein dreijähriges internationales Projekt zum Thema »Demenz und Beteiligung«.

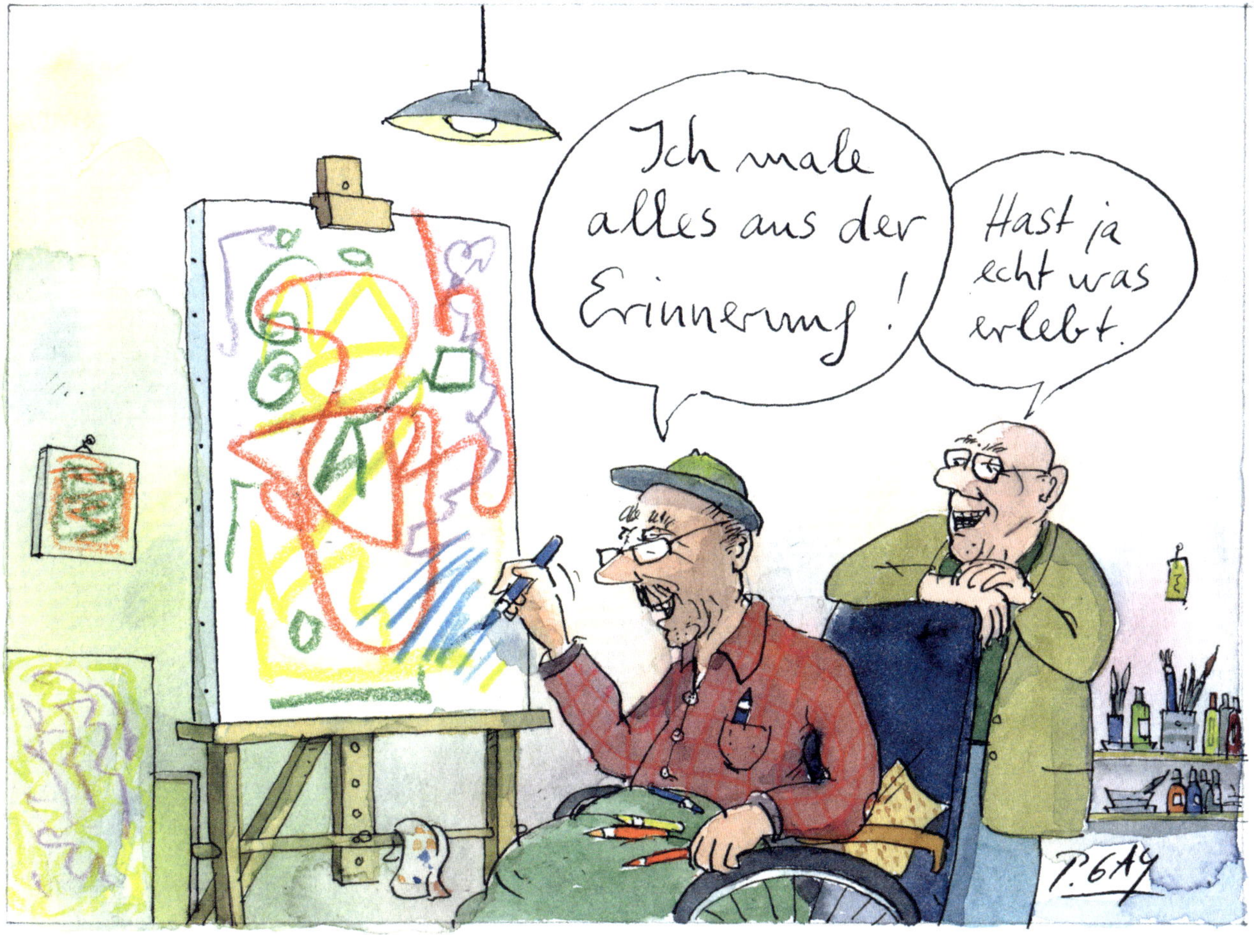
Ich male alles aus der Erinnerung!
Hast ja echt was erlebt.
P. GAY

Gut für die Gesundheit

von Dr. phil. Oliver Schultz

Aus einem nassen Farbfleck wird ein Fisch. Um ihn herum winden sich Algen. Jetzt wachsen sie sich zu kleinen Bäumchen aus. Und mitten im Wasser tauchen kleine Wolken auf. Eine Sonne lugt dahinter hervor. Am Ende schwebt der Fisch durch einen azurblauen Himmel.

Wir befinden uns in einem Bild aus einer meiner Kunstgruppen für Menschen mit Demenz. Hier gelten andere Gesetze. Alles Mögliche, seltener das Gewohnte, taucht aus der weißen Tiefe der Blätter auf und nimmt eigensinnige Gestalt an:

Die Beine einer Gans sind etwas dick geraten, auf dem Pinsel war wohl zu viel Farbe, aber das Malheur löst Staunen aus und das Staunen verwandelt das Malheur in eine Geschichte: »Ach, die trägt ja Stützstrümpfe!«

Esel springen über ein Blatt, wie außer sich. Die Malerin zählt sie – eins, zwei, drei und siehe da, jetzt sind es »die drei von der Tankstelle!«

Ein Elefant breitet sich von Strich zu Strich immer weiter aus, gerät aus den Fugen, da klingt es wie ein Hilferuf der Malerin: »Ich weiß nicht, was soll das bedeuten!« Sie beginnt zu summen, summt eine ‚gewaltige Melodei' – und jetzt erkennt sie das Wesen, es ist »die Loreley!«

Nicht zu wissen, was etwas zu bedeuten hat – das scheint mir eine Grunderfahrung nicht nur von Menschen mit Demenz zu sein. Das erzeugt so manchen schmerzlichen Zusammenstoß mit der Realität. In der Kunst aber gehen Eigensinn und Leichtsinn ein fruchtbares Wechselspiel ein. Ein Spiel der Wandlungen. Der Realitätssinn wird vom Möglichkeitssinn ausgehebelt. Während der eine behauptet: »So ist es nun einmal!«, sinniert der andere: »Vielleicht könnte ja ...«

Immer wieder verblüfft mich dabei auch ein spielerischer Umgang mit den Nöten des Alters. Eine Malerin kommentiert ihr Bild vom Paradies: »Eva verführt de Adam mit em Appel.« Sehnsüchtig fügt sie hinzu: »Da tät ich jetz gern emo neibeiße!« Ihre Nachbarin meint dazu: »Ja, en Appel kann ma immer esse. Früh, mittags, morgens, abends. Immer!« Die erste pflichtet ihr bei: »Immer, ja, ja, des stimmt!« Dann aber gibt sie zu bedenken: »So lang wie ma noch beiße kann!« – überlegt und meint: »Wenn net, müsse mern lutsche!«

Manchmal kommt es zwischen dem Spiel der Kunst und dem Ernst des Alltags zu einem kleinen Wettstreit. Die gesundheitliche Versorgung schummelt sich da meist als erste ins Ziel. Vergessene Medikamente werden zwischen zwei Pinselstrichen schnell noch verabreicht. Eine Ärztin kommt zur Visite und drei Damen stehen mühsam auf um die vierte raus zu lassen. Die drei verlieren darüber ihre unsichtbaren Fäden, mit denen sie so schön zu spinnen begonnen hatten aus dem Auge. Aber welche Lebendigkeit ereignet sich angesichts dieser schönen Spinnereien! Es wird viel gelacht, und lachen, so meint eine Malerin: »Lache is gesund!« Ihre Nachbarin ergänzt: »Ja, lache is gesund – und auch wenn's nix zu lache gibt: Mir lache trotzdem!« Woraufhin die erste hinzufügt: »Un wenn mer net lache könne, dann flenne mer ebe! Dann müsse mer net so oft uffs Klo!«

In den oft unbeschwerten Momenten der Malerei werden die gewohnten Verbindungen zur Außenwelt ein Stück weit ausgeblendet. Wenn der Blick sich an das Bild heftet, rückt die Realität in den Hintergrund. An den Rändern dieser vagen und vieldeutigen Welt aber steht die Realität nicht still. Jene ernste, dringliche, bisweilen rätselhafte Realität ...

So fragt sich Frau S. beim Anblick der auf dem Flur auf und ab laufenden Pflegerinnen und Pfleger: »Warum renne die denn als hin und her?«

Frau K. schaut kurz von ihrem Bild auf, überlegt einen Moment und meint: »Keine Ahnung, keine Ahnung.«

Aber Frau H. ruft: »Ei, für die Gesundheit! Bewegung ist immer gut!«

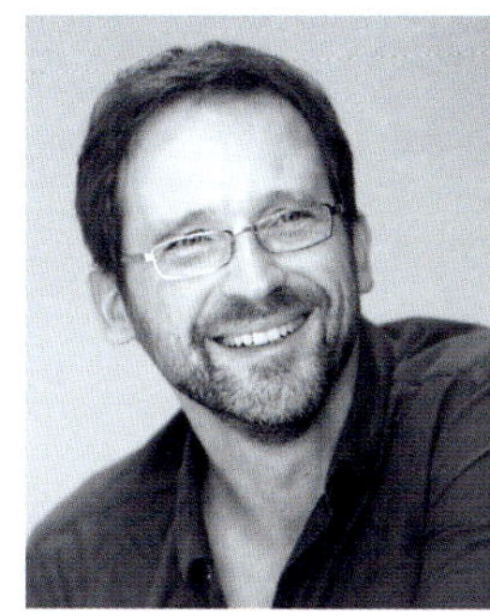

Dr. Oliver Schultz

Jahrgang 1966, Bildender Künstler und Germanist, leitet künstlerische Gruppen für Menschen mit Demenz. In Ausstellungen, Vorträgen und Fortbildungen berichtet er von der eigenwilligen Sichtweise von Menschen mit Demenz. Er ist wissenschaftlicher Mitarbeiter an der Justus-Liebig-Universität Gießen und Mitherausgeber von »demenz: das Magazin«. Forschungstätigkeit in den Bereichen Demenz, Pflege, Sozialraum und Ehrenamt.
www.oliverschultz.info.

Erinnerungen an ungewöhnliche Menschen

von Erich Schützendorf

Es gibt Menschen, die ich nicht vergessen kann. Sie haben mich berührt, beeindruckt, sie hatten eine besondere Ausstrahlung oder eine faszinierende Kreativität. Und manchmal war ich schlichtweg in sie verliebt. Während meiner 40-jährigen Berufstätigkeit und auch die Jahre danach bin ich bestimmt tausend Menschen begegnet, die man früher mit dem Etikett »verwirrt, verrückt«, später mit »dement« und noch später mit allen möglichen Bezeichnungen für gehirnbedingte Normabweichungen versah. Mit einigen habe ich mich nur kurz, mit anderen sehr lange beschäftigt. An alle kann ich mich natürlich nicht erinnern, aber einigen bin ich sehr nahegekommen und einige habe ich mir sehr nahekommen lassen.
Dazu gehört natürlich, wie soll es anders sein, eine Dame, die ich vor fast 50 Jahren in einem Altenheim kennenlernte und die mich veranlasste, mich mit dem Thema »Demenz« auseinanderzusetzen. Damals, in den 70er Jahren, war der Begriff »Demenz« noch weitestgehend unbekannt. Man war überzeugt, dass mit dem Alter nicht nur körperliche, sondern auch geistige Minderungen und Verluste einhergehen. Den einen traf es mehr, den anderen weniger. So war das eben. Man nahm die Schrulligkeiten der Alten als unvermeidbar hin, was aber nicht hieß, dass man die Alten geschätzt oder die besonders Alten mit ihren Eigensinnigkeiten respektiert hätte. Wenn das Verhalten der Alten zu auffällig wurde und in der Familie nicht mehr tragbar war, dann kamen sie in die Irrenanstalt, wie die Psychiatrie damals noch verbreitet genannt wurde. Frau Schmitz hatte Glück. Der Heimleiter kannte die Familie und aus Gefälligkeit nahm er sie in seinem Heim für alte Menschen auf, damit der Familie der Gang in die Psychiatrie erspart blieb.

Zuhause ist woanders

Ich begegnete Frau Schmitz im Eingangsbereich besagten Altenheimes. Sie saß ein wenig abseits von den anderen Bewohner*innen, die, so sah man das damals, ihren verdienten Ruhestand in dem Heim verbrachten. Während ich mit dem ein und anderen Bewohner ein Wort wechselte, beäugte sie mich und winkte mich zu sich. Das war ungewöhnlich und als ich vor ihr stand, fragte sie: »Kommen Sie mich holen?« »Sind Sie mit dem Auto hier?« »Wann fahren wir?« »Sie wissen doch, wo ich wohne.« Darauf war ich nicht vorbereitet. Um nichts Falsches zu sagen, stotterte ich: »Ja. Nein. Also ich bin schon mit dem Auto hier, aber ich weiß noch nicht, wann ich fahre.« Sie könnte warten, sie müsste nur wissen, wann ich führe. Wie verhält man sich richtig, wenn ein Mensch eine unerfüllbare Bitte äußert, man die Bitte nicht rundweg abschlagen will und ahnt, dass der Mensch weder eine Ablehnung noch eine Erklärung akzeptieren wird. Ich wusste es nicht. Die anderen Bewohner*innen rieten mir, die Dame nicht ernst zu nehmen; sie bäte jeden, der zu ihr ging, sie nach Hause zu bringen. Ich befolgte diesen Rat nicht und freundete mich mit Frau Schmitz an. Frau Schmitz stellte sich als eine liebenswürdige Person heraus, die mit meiner anfänglichen Rat- und Hilflosigkeit souverän umgehen konnte. Wenn ich ihrer Bitte, sie nach Hause zu fahren – und darum bat sie mich jedes Mal – nicht nachkam, wechselte sie einfach das Thema. Sie sagte zum Beispiel: »Mein Mann war immer so eifersüchtig.« Hätte er denn Grund dazu gehabt, wollte ich wissen. Sie lächelte: »Ein bisschen schon. Ich war eine attraktive Frau.«

Manchmal sagte sie: »Hier gehöre ich doch nicht hin, das müssen sie doch zugeben.« Natürlich stimmte ich ihr zu und dann schlug ich ihr vor, sich in meiner Begleitung in dem Heim umzusehen. Es war der naive Versuch, sie von dem Wunsch nach Hause zu wollen, abzuhalten. Einige Jahre später nannte man dieses Vorgehen »Realitätsorientierung«. Man sagte den Menschen den Tag, die Uhrzeit, welches Wetter draußen herrschte und brachte überall Kalender an. Das blieb zwar genauso erfolglos wie meine ersten Versuche mit Frau Schmitz, aber in der Zwischenzeit war man der Auffassung, dass Menschen im Alter nicht mehr zwangsläufig nachlassen würden und man ihre Fähigkeiten erhalten und reaktivieren könnte, wenn man sie mit geeigneten Methoden trainierte. So wurden Menschen, die ein wenig vom Weg abgekommen waren, abgeholt, wo sie standen, um sie irgendwo hinzubringen, wo sie gar nicht hinwollten. Frau Schmitz brachte mir bei, dass der Wochentag, die Uhrzeit und das Wetter keine Rolle spielen, wenn man nach Hause will und sie lehrte mich, dass man den Menschen am besten dort begegnet, wo sie sich befinden, auch wenn der Ort von meiner Realität ein wenig verrückt ist. Einmal fragte sie mich: »Wohnen Sie auch hier?« Ich antwortete: »Nein.« Dann seufzte sie: »Das ist ja schön für Sie.«

Als sie starb, verlor ich eine Freundin und ich verzeihe mir bis heute nicht, dass ich sie bei ihrer Beerdigung nicht begleitet habe.

Die Welt ist voller Überraschungen

Frau Mayer und ich trafen uns, nachdem mir berichtet wurde, dass sie nachts mit einer anderen Bewohnerin eine Bootstour unternommen hatte. Es wäre schwierig gewesen, die beiden aus der Badewanne herauszuholen. Ich stellte mir Frau Mayer als eine abenteuerlustige Person vor und ich wollte ihre Bekanntschaft machen. Als ich sie während des Mittagessens besuchte, blätterte sie in der Serviette als wäre sie ein Buch oder eine Broschüre. Ach, dachte ich, sie blättert bestimmt in der Dessertkarte. Der Nachtisch wurde dann allerdings unaufgefordert von einer Mitarbeiterin, die rasch mit der Serviette verschwand, vor Frau Mayer auf den Tisch gestellt. Als Frau Mayer mich wahrnahm, ließ sie die Nachspeise unbeachtet in ihrer Schüssel und stürzte sich und mich in das nächste Abenteuer. Sie machte einen Kussmund und fragte mich: »Wollen Sie mit mir schlafen?«. Da ich mich in der Erotik ein wenig auskannte, entgegnete ich: «Das wäre nicht gut.« »Warum nicht?« »Dann würde ich mich vielleicht in Sie verlieben« »Wäre das schlimm?« »Naja, ich bin schon vergeben.« »Das macht doch nichts.« »Ich gehe lieber. Bis bald.« Damit war dieses Abenteuer beendet.

Frau Mayer suchte sich ständig eine Beschäftigung und es war ihr egal, ob ich oder eine andere Person in ihrer Nähe war. Mit dem Kaffee malte sie großflächige Bilder auf den Tisch, sie faltete Obststückchen in die Serviette, steckte das Besteck in ihre Handtasche, sortierte die Speisen nach Größe und Farbe und vertiefte sich in diesen Sortiervorgang so sehr, dass sie darüber zu essen vergaß. Damit ich sie nicht ständig als Liebhaber enttäuschen musste, begrüßte ich sie mit einem Stück Schokolade oder ließ Seifenblasen vor ihren Augen tanzen. Das fand sie spannender als den Wunsch, mit mir zu schlafen.

Manchmal kam sie zur Ruhe. Dann saß sie in ihrem Sessel und hielt eine Puppe im Arm. Ich setzte mich zu ihr und nahm einen Stoffbären in den Arm. So saßen wir als Puppenmutter und Puppenvater nebeneinander und verstanden uns, ohne ein Wort zu sagen.

Als-Ob-Erlebnisse

Frau Schmieder kannte ich als engagierte Mitarbeiterin in der offenen Altenarbeit. Es war eine mütterliche Frau, die ihre Hauptaufgabe in einer Altentagesstätte darin sah, die Besucher*innen mit Kaffee und Kuchen zu verwöhnen. Irgendwann traf ich sie in einem Pflegeheim. Wir freuten uns über das Wiedersehen.

Sie fragte mich nach meinem Namen, der ihr wohl entfallen war. »Ach ja, das ist so schön, dass Sie hier sind«, sagte sie und dann fragte sie mich: »Gehen Sie mal mit mir?« Natürlich war ich dazu bereit. »Da hinten sind meine Eltern. Vielleicht finden wir sie.« Jetzt war mir klar, dass sie nicht als Besucherin, sondern als Bewohnerin in dem Heim war. Dann sagte sie: «Die sind ja tot. Aber vielleicht finden wir sie.« Ich ging mit ihr und natürlich fanden wir ihre Eltern nicht. Als sie weinte, half ich ihr beim Weinen. Danach verabschiedete sie mich: »Sie haben bestimmt viel zu tun. Bis bald. Alles Gute.«
Frau Schmieder hatte die besondere Fähigkeit, zwei Wahrheiten in der Schwebe zu halten. Ihre Eltern konnten leben und zugleich verstorben sein. Kinder von etwa drei bis sechs Jahren beherrschen diese Fähigkeit ebenfalls. Sie spielen mit einer Puppe als wäre es ihr Kind und wenn man sie fragt, wie das Kind heißt, sagen sie entrüstet: »Das ist doch eine Puppe.« Dann wird die Puppe wieder zum Kind. Ich vermute, dass diese besondere Fähigkeit erhalten bleibt und den Menschen wieder zur Verfügung steht, wenn der Verstand sie nicht mehr zwingt, ein funktionierender Erwachsener zu sein. Später habe ich die Welt, in der die funktionierenden Erwachsenen leben, als »Normalien« und die Welt, in der Menschen wie Frau Schmieder leben, als »Buntland« und noch später als »Anderland« bezeichnet. Da beide Länder zusammengehören, konnte ich wie Frau Schmieder den Verstand, der die beiden Länder als scharfe Grenze trennt, leicht überspringen. Frau Schmieder war noch einen Schritt weitergegangen. Die Grenze existierte für sie nicht mehr. Sie hatte eine Ahnung, dass das, was sie tat und sagte, nicht ganz richtig, aber auch nicht ganz falsch war.

Meisterin der Resilienz

Es ist immer wieder erstaunlich, wie es Menschen gelingt, ohne Schaden schwierige Herausforderungen zu bewältigen. Frau Listig galt als dement und deshalb hatte man ihr verboten, ihren Lebensabend in ihrer geliebten Wohnung zu verbringen. Man kann also mit Fug und Recht sagen, dass sie sich unfreiwillig in einer schwierigen Lebenssituation befand. Dennoch machte sie einen entspannten, ja zufriedenen Eindruck auf mich; allerdings nur dann, wenn sie an dem Handlauf im Flur des Pflegeheimes auf und ab gehen konnte. Zuerst dachte ich, dass sie sich mit Staubwischen von ihrer ausweglosen Lage ablenken will. Ich sprach sie an: »Guten Tag.« »Guten Tag«, erwiderte sie, ohne ihre Tätigkeit zu unterbrechen.

»Machen Sie alles sauber?«, wollte ich wissen. »Ja, das muss alles sauber sein«, sagte sie. Aber sie interessierte sich mehr für den Handlauf als für mich. Ich versuchte mit ihr ins Gespräch zu kommen: »Putzen war früher typische Frauenarbeit.« »Das stimmt nicht immer«, lächelte sie. »Sollen wir uns hinsetzen, dann können wir ein wenig plaudern«, lud ich sie ein. »Ich bin nicht müde«, beschied sie mich. Damit war unsere erste Begegnung beendet.

Einige Tage später traf ich Frau Listig in einem Gruppenraum. Eine Betreuungskraft bemühte sich, die weinende Frau Listig in der Gruppe zu halten. Frau Listig wollte den Raum verlassen, ließ sich aber jedes Mal von der Betreuungskraft zurückhalten. Ich vermutete, dass Frau Listig den Handlauf einem Beschäftigungsangebot vorzog. Also bot ich ihr an, mit mir den Raum zu verlassen. Sie folgte mir und sofort fand sie ihren vertrauten Handlauf. Jetzt schien sie mir wieder ausgeglichen und guter Dinge zu sein. »Da weiß man, was man hat«, sagte ich zu ihr. »Ja, es muss alles seine Ordnung haben«, stellte sie fest. Dann sagte sie: »Heute tu ich nicht mehr so viel. Das Herz macht nicht mehr mit.« Ich pflichtete ihr bei: »Man ist ja auch nicht mehr die Jüngste.«

Offensichtlich war der Handlauf für Frau Listig ein Rahmen, der ihr half, das Durcheinander in ihrem Kopf einzudämmen. Ohne diesen Rahmen war sie dem Chaos zum Beispiel im Gruppenraum oder auch bei den Mahlzeiten im Speiseraum ausgeliefert. Manchmal traf ich sie, wenn sie erschöpft eine Pause an ihrem Handlauf einlegte. Dann setzte ich mich mit ihr auf eine Bank, wartet bis sie sich erholt hatte und überlegte, wie man Speisen und Getränke für Frau Listig an den Enden des Handlaufes servieren könnte.

Frau Listig hat mir gezeigt, dass Menschen wie sie durchaus in der Lage sind, mit ihrer neuen Lebenssituation zurecht zu kommen und zumindest vorübergehend selber für ihr Wohlbefinden sorgen zu können.

Macht und Ohnmacht

Frau Mies war mir vom ersten Augenblick an unsympathisch. Sie thronte am Ende des Flures, bräsig, ungepflegt und wischte ständig mit einer Serviette, die sie wahrscheinlich schon mehrere Tage benutzte, über ihren Mund. Verächtlich und herausfordernd sah sie mich an. Ich bemühte mich um professionelle Freundlichkeit und ging auf sie zu. Sofort zeigte sie ein Stoppschild: »Was wollen Sie? Verschwinden Sie!« Ich entschuldigte mich, wollte stehen bleiben. Aber sie brüllte: »Hauen Sie ab!«

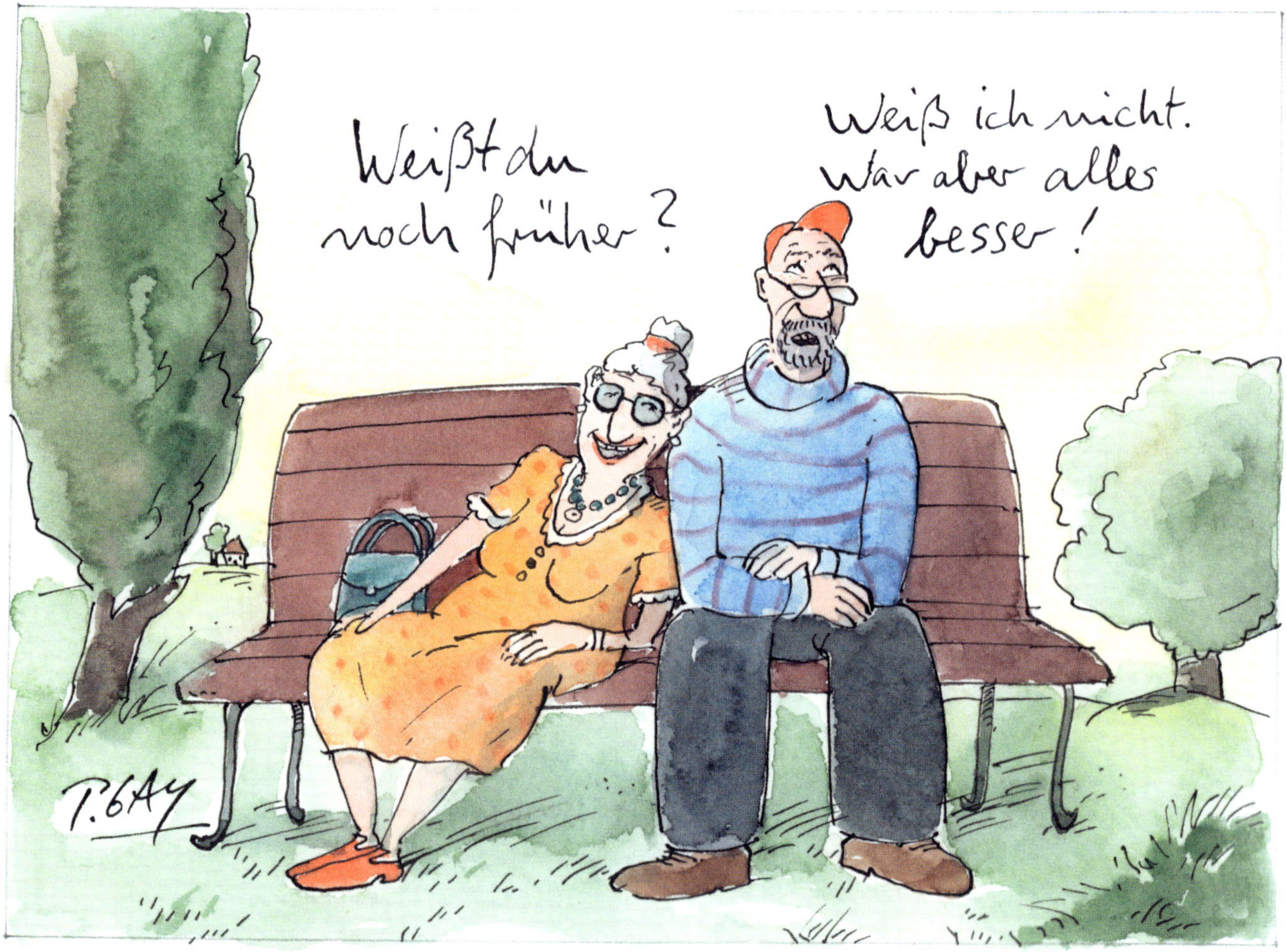
Weißt du noch früher?
Weiß ich nicht. War aber alles besser!
T. GAY

Es passierte immer wieder mal, dass Menschen mich ablehnten, beleidigten oder beschimpften. Dann blieb ich dennoch in ihrer Nähe und hielt ihre Ablehnung in einer Demutshaltung aus. Ich stellte mir vor, dass sie mich als Eindringling erlebten, den sie nicht unbedingt vertreiben, aber gewiss einschüchtern wollten. Also machte ich mich »klein« und wartete, ob sie mich als gefahrlos einstuften. Ich überließ ihnen das Heft des Handelns und meistens wich ihre Ablehnung einer vorsichtigen Neugier.
Bei Frau Mies versagte diese Technik. Auch bei weiteren Besuchen durfte ich nicht zu nahe an ihren Herrschaftsbereich kommen. Sie behielt mich im Auge, um mich sofort anzubrüllen, wenn ich eine Grenze überschritt. Ebenso wenig wie mich duldete sie andere Bewohner*innen. »Schwester, tun Sie die Bekloppte weg«, schrie sie.
Ich fand Frau Mies widerlich. Sie erinnerte mich an eine Blockwartin im KZ, die skrupellos und lustvoll ihre Macht ausnutzte. Einmal bin ich eingeschritten und sagte ihr: »Ich möchte nicht, dass sie sich gegenüber dieser Dame so verhalten. Das gehört sich nicht«. Damit löste ich einen Tsunami an unflätigen Beschimpfungen aus: »Halten Sie die Fresse! Hauen Sie ab! Man sollte Sie …«
Erschrocken und gekränkt zog ich mich in mein Schneckenhaus zurück und habe Frau Mies fortan gemieden. Nach ihrem Tod erzählte man mir, dass die Dame früher Zirkusartistin gewesen war und unter der Naziherrschaft eine schwierige Zeit erlebt hatte. Da habe ich mich geschämt und das tue ich heute noch, wenn ich an sie denke.

Wozu sind denn Ausscheidungen da?

Ausscheidungen sind in der Altenpflege ein vertrauter Anblick. Allerdings nur dann, wenn die Ausscheidungen dort sind, wo sie hingehören und sie schnell und unauffällig entfernt werden. Frau Frisch kümmerte sich nicht um die Gebote unserer Zivilisation. Ich betrat mit einer Pflegerin früh am Morgen ihr Zimmer. Sie lag im Bett und rieb ihren Körper mit Kot ein. Sie hatte selbst vor ihrem Gesicht nicht Halt gemacht. Ich war in Pflegeeinrichtungen schon oft Menschen begegnet, die ihre Ausscheidungen auf sehr eigenwillige Art verwenden. Sie haben Kot unter ihren Fingernägeln, sie tragen ihre volle Vorlage über den Flur spazieren oder sie waschen ihren Kot an den Fliesen der Toilette ab. Auf das Verhalten von Frau Frisch war ich allerdings nicht gefasst. Sie schien den Kot zu benutzen, um sich sorgfältig und konzentriert einzucremen. Dabei wollte sie nicht gestört werden. Die Pflegerin, die mit einem Waschlappen bewaffnet an ihr Bett trat, bewarf sie mit Kot. Während die Pflegerin aus dem Zimmer eilte, um Hilfe zu holen, blieb ich im Zimmer bei Frau Frisch. Sie cremte weiterhin ihren Körper ein. Früher hatte sie dazu eine Lotion benutzt, jetzt nahm sie ihren Kot. Eigentlich machte sie alles richtig und warum sollte man sie bei dieser intimen Handlung stören. Aber natürlich kann man sie nicht in diesem Zustand lassen. Man wird sie waschen müssen. Jedoch war und bin ich der Ansicht, dass man Menschen wie Frau Frisch ein paar Minuten mit dem intimen Vorgang alleine lassen soll, bevor man anfängt, sie gegen ihren Willen zu säubern.

Das Erlebnis mit Frau Frisch brachte mich auf die Idee, Biotope für Menschen, die sich nicht mehr an die Erwartungen einer zivilisierten Gesellschaft halten können, zu schaffen. Dort gäbe es Blumenkübel oder Bäume, in und an die Männer urinieren könnten oder Ecken mit Sträuchern und Mulche, die auch für Frauen geeignet wären. Dieser Vorschlag stieß allerdings immer auf Ablehnung. Offensichtlich ist keiner bereit, für bereits ausgegrenzte Menschen die Errungenschaften unserer Zivilisation außer Kraft zu setzen. Als ich einer Tochter, die sich bei mir beklagte, dass ihre Mutter ihr Geschäft immer auf einen Hocker erledigte, riet, den Hocker an der vertrauten Stelle stehen zu lassen, weil sie sonst die Ausscheidungen suchen müsste, stand ich kurz vor einem Rausschmiss.

Es bleibt die Frage, wie man über ein Tabuthema in der Öffentlichkeit redet, wenn man dort die Dinge nicht beim Namen nennen darf? Zu Zeiten eines Herrn Goethe sprach man die Dinge aus. Aber damals gab es auch noch kein Inkontinenzmaterial, das mehrere Liter Urin aufsaugt und keine Pflegeoveralls, in die man Menschen stecken kann, um zu verhindern, dass sie mit ihren Ausscheidungen spielen.

Ein Schritt vor, ein Schritt zurück

Herr Bass liebte es, mit der Hand auf den Tisch zu klopfen. Wollte er Geräusche erzeugen? Oder wollte er sich spüren? Wahrscheinlich beides. Ich setzte mich zu ihm an den Tisch und sah ihm eine ganze Weile dabei zu. Er klopfte hingebungsvoll und meine Anwesenheit schien für ihn keinerlei Bedeutung zu haben. Ich überlegte, wie ich ihm näherkommen könnte. Herr Bass sprach nicht. Er kommunizierte über Berührungen, er befühlte alles und jeden. Ich beschloss, meinerseits über Berührungen Kontakt zu ihm aufzunehmen. Wenn er schon Vibrationen mag, dachte ich, mag er bestimmt auch, wenn ich ihm Nacken und

Schulter massiere. So war es. Ich massierte seine Schultern. Er klopfte auf den Tisch. So kamen wir uns näher.

Im Allgemeinen sollte man Berührungen behutsam einsetzen und darauf achten, ob der andere damit einverstanden ist. Herrn Bass konnte ich weder um Erlaubnis fragen noch konnte ich ihm meine Absicht mitteilen. So behalf ich mich, indem ich meine Hände vor dem Massieren nahe an seinen Schultern hielt, um einen eventuellen Widerspruch zu spüren. Die Pflegenden fanden die Duldung der Massage erstaunlich, denn sie hätten sehr oft das Problem, ihn zu waschen. Manchmal ginge es gut, klagten sie, aber meistens wehrte er ihre Bemühungen ab. An solchen Tagen ließe man ihm Zeit, bis er bereit sei, sich waschen zu lassen.

Bei meinen Besuchen übte ich mich weiterhin in der Kunst des Berührens. Zum Beispiel ging ich vor Herrn Bass auf die Knie und hielt ihm meinen Kopf hin. Er trommelte auf meinen Kopf oder er streichelt meine Haare. Dann hielt ich seine Beine oberhalb der Füße fest. Er klatschte in die Hände. Mit der Zeit wurde aus unseren gegenseitigen Berührungen ein Tangotanz. Es wurde kein Tango Argentino, aber zumindest beherrschten wir die Grundregel: Zwei Menschen kommen sich sehr nahe. Einer gibt die ersten Schritte vor und der andere folgt. Dann wechselt die Führung. Der andere gibt die Schritte vor und der eine folgt. So entsteht ein Wechselspiel der Führung auf Augenhöhe. Mal gab Herr Bass, mal ich die Richtung vor. Nach der Begrüßung mit dem Kniefall wartete ich ab, ob er mich durch Trommeln auf meinen Kopf willkommen hieß. War das der Fall, war ich wieder am Zug. Ich pustete beispielsweise in seine Trommlerhand, die er jetzt nicht mehr zum Klopfen benutzen konnte. Dann war er wieder an der Reihe und bestimmte, wie lange er mich gewähren ließ. Ich tastete mich dann zur Massage seines Nackens vor. Wir hörten mit dem Tanz auf, wenn ich oder er genug hatten.

Als ich mir sicher war, die Schrittfolge zu beherrschen, versuchte ich ihn »tangotanzend« zu waschen. Herr Schmidt lag im Bett und hatte wie so oft keine Lust aufzustehen. Ich reiche ihm meine Hand, er ergriff meinen Unterarm und hielt ihn fest umklammert, so dass ich ihn nicht ohne Kraftanstrengung bewegen konnte. Jetzt lag die Führung bei ihm. Dann war ich an der Reihe. Ich nahm seine Hand von meinem Unterarm und pustete in sie hinein. Er schloss seine Hand. Möglich, dass er jetzt den durch mein Pusten entstandenen »Inhalt« festhalten und spüren wollte. Ich ließ ihm Zeit. Währenddessen seifte ich meine

Hände ein und fuhr mit einer Hand sanft durch sein Gesicht. Als er mit seiner Zunge meine Hand leckte, hielt ich inne, um ihm die Führung zu überlassen. Die Seife an meiner Hand schmeckte ihm nicht. Ich ließ ihn Wasser trinken und befeuchtet sein Gesicht und trocknete es ab. Dann zog ich Schutzhandschuhe über und als ich mich mit den Händen seinem Oberkörper näherte, ergriff er wieder meinen Unterarm. Er hielt ihn kurze Zeit fest und dann führte er meine Hand in sein Gesicht, spürte die Handschuhe und führte meine Hand zu seiner Brust. Das war für mich ein Zeichen, dass ich seinen Oberkörper waschen durfte. Ich hoffte, dass er mit der Führung meiner Hand die Stellen vorgibt, an denen er gewaschen werden will. Aber es war nicht mehr nötig, mich an seine Vorgaben zu halten. Er überließ mir vollständig die Führung bis ich mit Waschen fertig war. Zum Schluss reichte ich ihm meine Hand und er hielt sie fest.
Ich finde es schade, dass sich Tango tanzen in der Pflege noch nicht durchgesetzt hat. Wenn man das Prinzip einmal begriffen hat, ist es gar nicht so schwer, die Führung aus der Hand zu geben und sich dem Partner hinzugeben.

Zum Schluss ein Wunsch

Da ich bald nicht mehr über Menschen mit Demenz schreiben werde, weil ich möglicherweise die Seite wechseln werde, hoffe ich sehr, dass meine Betreuenden und Pflegenden ähnliche Erfahrungen gemacht haben, die ihnen und mir dann zugutekommen.

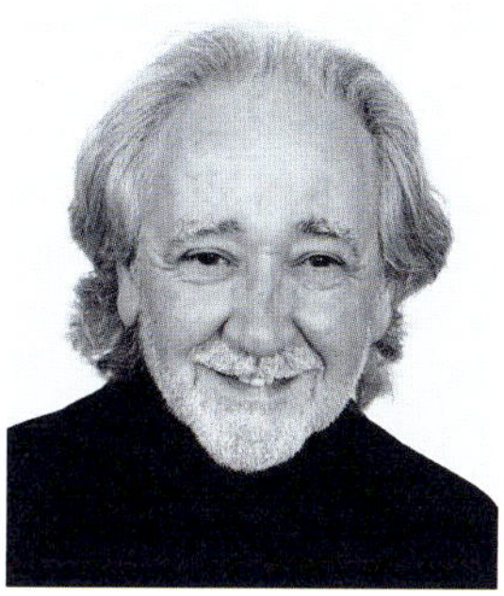

© privat

Erich Schützendorf

Jahrgang 1949, war bis zu seiner Pensionierung VHS-Direktor und er leitete 40 Jahre den Fachbereich »Fragen des Älterwerdens« an der Volkshochschule des Kreises Viersen. Sein besonderes Interesse galt und gilt der Beziehung zu Menschen mit der Diagnose Demenz.
In zahlreichen Veröffentlichungen hat er sich für das Recht auf spielerische und unvernünftige Selbstbestimmung eingesetzt.

In Ruhe ver-rückt werden dürfen

von Helmut Wallrafen

In Ruhe ver-rückt werden dürfen… ist ein Leitspruch aus den Neunzigern, der sich für viele im Pflegesektor Beschäftigte und deren Handeln zum Leitmotiv entwickelte. Hieß es Anfang der 80er Jahre noch »Morgens um sieben ist der Tag schon gelaufen«, wurde aus den Bemühungen vieler engagierter Menschen an der Betreuungs- und Pflegebasis dann eine strukturierte – von Theorie geleitete und wissenschaftlich basierte – Entwicklung der Arbeit für und mit Menschen mit Demenz. Durch das Kuratorium Deutsche Altershilfe (KDA) und ihre architektonischen Grundlagenarbeiten zum Altenheim 1.0 bis hin zum Altenheim 5.0 und den damit verbundenen wohngruppenbezogenen Bauweisen, etc. zeigte sich ein deutlicher Wandel der Haltung und des Verhaltens. Durch die Einführung der Pflegeversicherung erhielten diese Bemühungen leider einen gewaltigen Dämpfer, da sich die Kriterien zur Beurteilung der Pflegebedürftigkeit nahezu ausschließlich an somatischen Kriterien orientierten und damit natürlich auch das Handeln der Pflegeunternehmen prägte, die ja nun auch die »Freie Marktwirtschaft« entdeckten. Diese Fehlentwicklung hat leider immer noch Bestand, obwohl immer mehr Verbände und Unternehmen die »Soziale Marktwirtschaft« als die einzig mögliche Form einer gerechten und »Kund*innen«-orientierten Arbeit erkannt haben. Mit der Einführung der fünf »Pflegegrade« wurden endlich die Bedarfe und Bedürfnisse von Menschen mit Demenz weitaus stärker berücksichtigt. Die besonderen – letztlich aber immer individuellen – Bedürfnisse von Menschen mit Demenz konnten damit endlich wieder stärker strukturell bemessen werden und dementsprechend Beachtung finden.

Letztlich ist es aber bis heute so, dass das Engagement den Pflegeunternehmen eigenverantwortlich überlassen bleibt. Dabei zeigt die »Freie Marktwirtschaft« auch deutlich ihre Spuren bei der Versorgung von Menschen mit Demenz in ländlichen Regionen. Die Kleingliedrigkeit von Wohngruppen, zeitintensive Betreuung und Pflege sind eindeutig mit deutlich höheren Kosten verbunden, die allerdings nicht einem »Pflegekassenranking« zum Opfer fallen dürfen.

Nun sind erfreulicherweise auch in der neuen generalistischen Pflegeausbildung die Unterrichtsinhalte zur Demenz relativ gut berücksichtigt, aber die oft notwendige »gerontopsychiatrische Zusatzqualifikation« wird wiederum nur anekdotisch angeschlossen. Des Weiteren führt der immer spürbar werdende Personalmangel auch nicht zu einer Verbesserung der Situation.

Die Digitalisierung und Technisierung in der (Alten-)Pflege als Schlüssel zur Lösung dieser vielschichtigen Herausforderungen zu sehen, lehne ich strikt ab: Ich halte es für grenzwertig, smarte Plüschrobben in der Demenzarbeit einzusetzen.

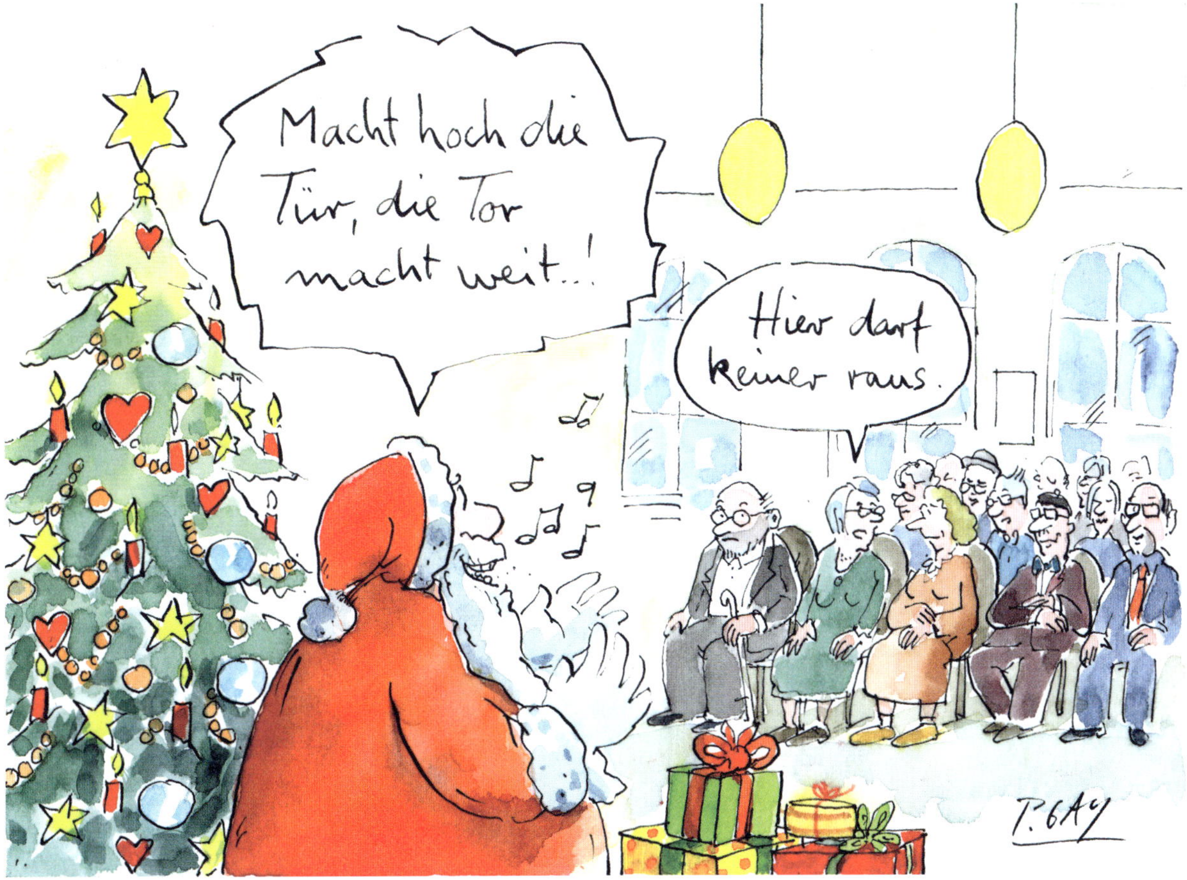

Mit dem Aufkommen dieses Trends um 2015 herum kam dann mit Corona 2020 die systematische Entlarvung des Refinanzierungssystems. Die Herausforderung Corona hat bei der Politik und bei den Kostenträgern – bezogen auf die speziellen Bedürfnisse von Menschen mit Demenz – schlichtweg keine Rolle gespielt und spielt sie auch bis heute nicht. Sind Themen wie Maskenpflicht für Bewohner*innen schon wenig dienlich, so bedeuten sie doch für Menschen mit Demenz letztlich nichts anderes als die gesetzlich geforderte Anwendung von Gewalt. Als wäre dieser Zwiespalt für das Pflegepersonal noch nicht genug, gab es in vielen Bundesländern auch noch die gesetzliche Regelung von Besuchsverboten. Eine breite Mehrheit der Träger setzte diese gesetzlich bindenden Vorgaben einfach nur um und förderte damit eine physische wie psychische Vereinsamung der Bewohner*innen – ob mit oder ohne Demenz. Dem entgegen standen Pflegeunternehmen, die beispielsweise ihre Gartenanlagen zu geschützten Begegnungsstätten umwandelten oder Besuchscontainer aufbauten, um diesen Spagat zu bewältigen.

Mittlerweile hat die Impfverpflichtung bei Bewohner*innen wie Beschäftigten zu einer größeren Sicherheit beigetragen, es ist aber auffallend zu beobachten, dass – völlig widersprüchlich – unter dem Deckmantel des »Schutzes einer vulnerablen Gruppe« die Restriktionen in der Altenpflege und Behindertenarbeit in dem Verhältnis zunehmen, wie die Schutzmaßnahmen außerhalb dieser Branche gelockert werden. Während also 50.000 Menschen selbstbestimmt in einem Fußballstadion ein spannendes Spiel ohne Maske mit Gesängen und Torjubel erleben, müssen 80 Bewohner*innen eines Altenheims – fremdbestimmt – in öffentlichen Räumen des Hauses Maske tragen. Wer versteht das noch und was hat das noch mit »In Ruhe ver-rückt werden dürfen« zu tun? Mit großer Ernüchterung stelle ich fest, dass die Theoretisierung der Altenpflege immer weniger mit der notwendigen persönlichen Interaktion zu tun hat.

© privat

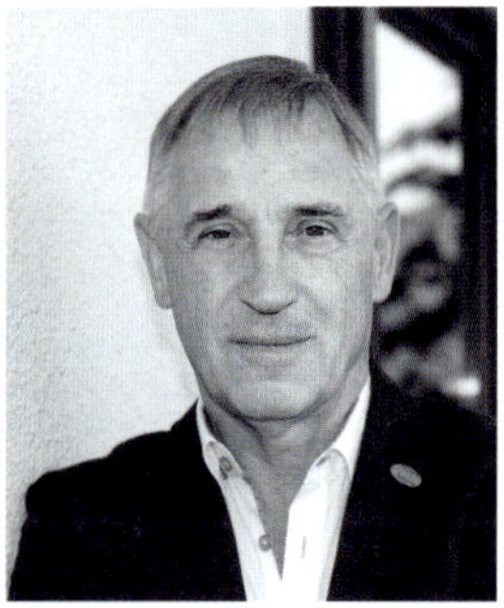

Helmut Wallrafen

Jahrgang 1956, Geschäftsführer der Sozial-Holding der Stadt Mönchengladbach seit der Gründung 1996. Der Pflegeexperte ist unter anderem Autor verschiedener Fachbücher.

Schutz der Lebensqualität

von Ulrich Lilie

Einen geliebten Menschen in die Demenz zu verabschieden, tut weh. Und dabei ist es eine offene Frage, wer mehr unter diesem Abschied leidet: Die Person, die aus dem wohl vertrauten Land mit vertrauten Menschen, der vertrauten Sprache, der Logik und der artikulierten Selbstbestimmung kommend, sich nun in einem unbekannten Land wiederfindet, in der sie ohne Unterstützung nicht (über)leben kann. Oder die, die zurückbleibt mit ihren Erinnerungen an das verlorene Miteinander, mit den entleerten Gewohnheiten, den verblassenden Eigenschaften, den Rollen, die nicht mehr funktionieren.

Was geschieht mit einer Familie, einer Liebe, einer Freundschaft, deren Leben die Demenz irreversibel verändert? Was brauchen Menschen, die lernen müssen, mit Demenz umzugehen, von der Gesellschaft, in der sie leben? Und was kann ein Leben mit Demenz eine Leistungsgesellschaft des Funktionierens Neues lehren?

Selbstverständlich löst Demenz vielerlei Ängste und Irritationen aus. Und das Klima unserer Gesellschaft ist mehr als geeignet, dass diese Ängste sich potenzieren. Denn der gesellschaftliche Mainstream hält eben Autonomie und Gesundheit, seelische und körperliche Leistungsfähigkeit für die wichtigsten Grundbedingungen von Glück und gutem Leben.

Die Vorstellung, die Kontrolle über sein Leben zu verlieren, nicht mehr aktiv und selbstbestimmt, sondern dauerhaft auf Unterstützung und Zuwendung Dritter angewiesen zu sein, gilt vielen als persönlicher Super-GAU und scheint manchen bedrohlicher als der Tod. In der aktuellen Debatte um die Legalisierung der Sterbehilfe erlangte der Verweis auf drohenden Autonomieverlust scheinbar automatisch Argumentcharakter. Lieber tot als hilflos, lautet die tödliche Logik dahinter – eine zutiefst inhumane Logik, die mit der menschlichen Wirklichkeit nichts zu tun hat.

Wer die Selbstbestimmung zum Goldenen Kalb macht, blendet aus, dass auch selbstbestimmte Menschen immer als Angewiesene unterwegs sind. Und zwar in jeder Lebensphase. Auch die coolsten Leistungsträger und Performerinnen leben von der Wiege bis zur Bahre von und mit anderen. Autonom sind wir nur in

Beziehung mit anderen, sehr oft als Angewiesene. Wird Selbstbestimmung aber zum gesellschaftlichen Fetisch, wird sie schnell zum tödlichen Irrtum.

Die Begegnung nicht nur mit Demenz, auch mit Krankheit, mit Alter oder Beeinträchtigung, konfrontiert mit diesem Irrtum. In Zeiten der Schwäche wird überdeutlich, was eigentlich immer gilt: Kein Mensch erreicht, was er, was sie ist, allein aus eigener Kraft. Wir alle leben vom Glück, von Unterstützung und Ermöglichung durch andere. Menschen mit Demenzerkrankung konfrontieren uns mit der Schwäche, die auch im selbstbestimmten Leben immer gegenwärtig ist, selbst wenn sie sich besser ausblenden lässt. Insofern sehen wir durch sie wie in einem unbequemen Spiegel die Widersprüche und Ungereimtheiten einer Gesellschaft des Funktionierens und des »Forever young«.

Muss das Angst machen? Nach Berechnungen der Deutschen Alzheimergesellschaft leben in Deutschland derzeit rund 1,8 Millionen Menschen mit einer Demenzerkrankung. Im Laufe des Jahres 2021 sind etwa 440.000 Menschen neu erkrankt. Je nachdem, wie sich die Altersstruktur der Bevölkerung insgesamt entwickelt, werde sich die Zahl der Menschen mit Demenz über 65 Jahren bis zum Jahr 2050 auf 2,4 bis 2,8 Millionen erhöhen, heißt es. Auch angesichts dieser Prognose braucht unsere Gesellschaft dringend neue und realistischere Leitbilder gelingenden Lebens und Alterns, die die Erfahrungen von Autonomieverlust und der Angewiesenheit auf andere nicht einfach ausblenden. Das liegt im Interesse aller. In einer Gesellschaft des langen Lebens wäre es gut und schön, zu wissen, dass man und frau Mensch bleiben kann, auch als Mensch mit Demenz.

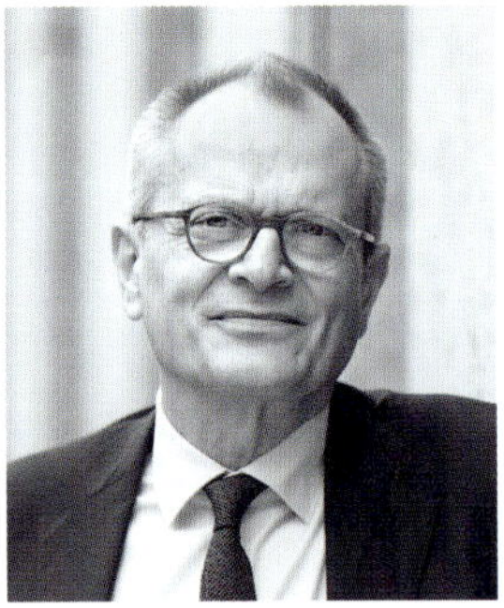

Ulrich Lilie

Jahrgang 1957, ist seit 2014 Präsident der Diakonie Deutschland und stellvertretender Vorstandsvorsitzender des Evangelischen Werkes für Diakonie und Entwicklung in Berlin. Davor arbeitete er als Theologischer Vorstand der Graf Recke Stiftung Düsseldorf, als Krankenhaus-, Hospizseelsorger und Gemeindepfarrer sowie als Superintendent des Evangelischen Kirchenkreises Düsseldorfs. Lilie studierte als Stipendiat des Evangelischen Studienwerks Villigst evangelische Theologie an den Universitäten Bonn, Göttingen und Hamburg und wurde 1989 zum Pfarrer ordiniert.

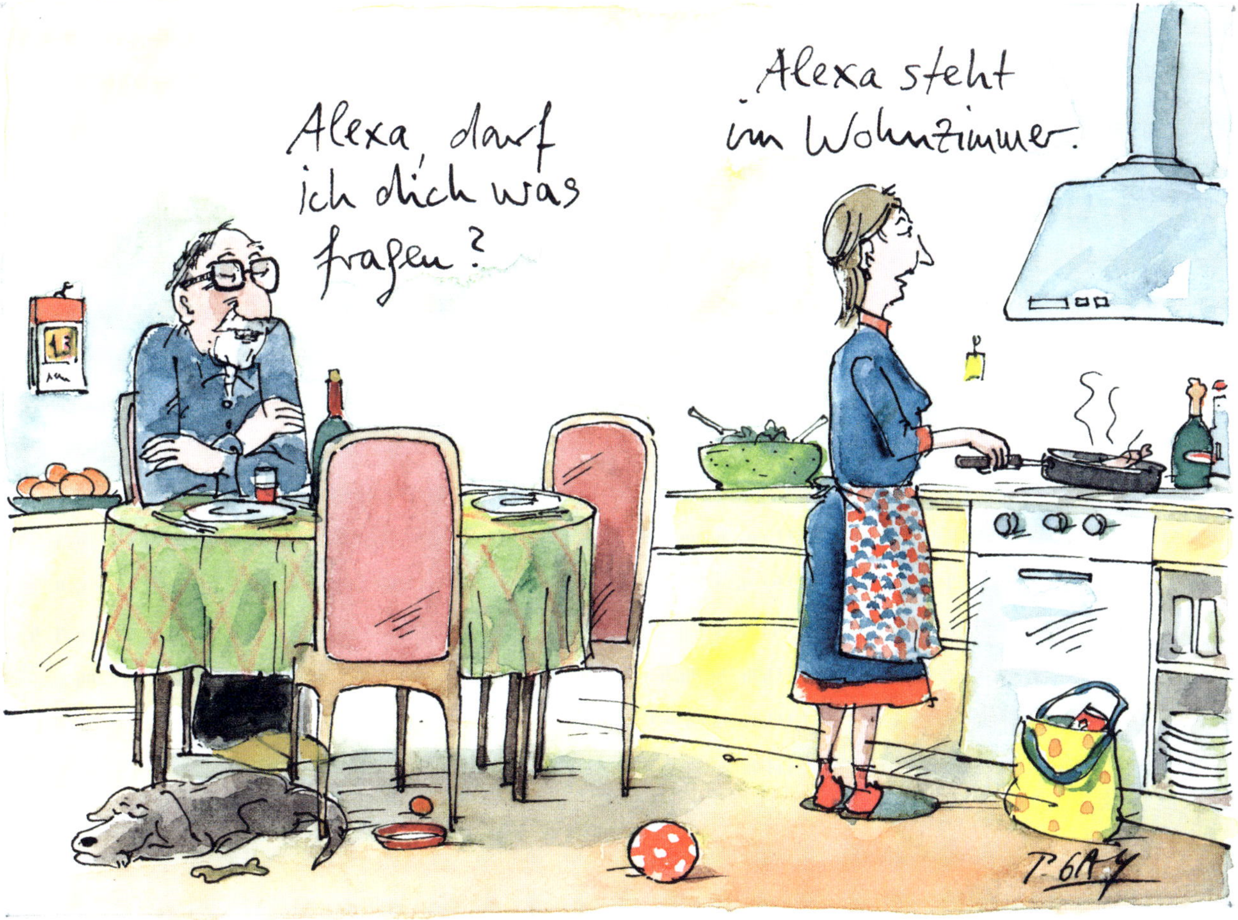
Alexa, darf ich dich was fragen?
Alexa steht im Wohnzimmer.

Auf dem Weg zur heiteren Gelassenheit

von Heike von Lützau-Hohlbein

Worüber soll ich denn jetzt lachen? Humor zeigen? Ich kämpfe mit meinen eigenen Verlusten. Wo ist meine kompetente Mutter geblieben? Die, die ich immer verehrt habe, die so viel konnte, mir so viel beigebracht hat. Meine ganzen handwerklichen Fähigkeiten wie Nähen und Basteln habe ich von ihr gelernt. Nun sitzt sie vor mir und versucht, einen Knopf anzunähen. Der Knopf fällt ihr immer wieder aus der Hand. Ich bücke mich und suche ihn auf dem Teppich. Sie hält die Nadel mit dem Faden in der Hand. Der Faden bekommt immer mehr Knoten. Sie erinnert sich wohl, dass man beim Knopf annähen am Schluss den Faden um den erzeugten Stiel wickeln musste. Ich bin traurig. Sie zeigt mir voller Stolz das verknäulte, fädrige Etwas.

Wenn ich doch nur die Kraft und Gelassenheit aufbringen könnte, sie für ihr Werk zu loben und gemeinsam mit ihr über das Kunstwerk zu lachen, welches sie in Händen hält.

So oder ähnlich gibt es viele Situationen, die uns als pflegenden Angehörigen täglich begegnen.

Denn Humor ist doch, wenn man trotzdem lacht! Aber dafür müsste ich die notwendige Distanz haben. Jedoch bin ich Teil des Geschehens. Meine Scham darüber, dass Mutter ihre von mir bewunderte Fähigkeit verloren hat, macht es fast unmöglich, die Situation von außen zu betrachten. Auch wenn Mutter jetzt selbst schmunzelnd ihr Werk betrachten würde, würde ich mich doch noch für sie schämen. Denn eine solche Selbstironie traue ich ihr nicht zu, dazu müsste ein Selbstbewusstsein vorausgesetzt werden, welches sie nicht mehr zeigen kann. Ist das so oder denke ich das nur? Wenn ich es nur denke, würde ich uns beiden die Chance nehmen, unser tägliches gemeinsames Leben weniger belastend zu erleben. Wir könnten viel mehr Spaß haben und das Lachen miteinander genießen. Das Leben mit Demenz leben und nicht erleiden!

Im Laufe der Jahre mit meiner Mutter und Schwiegermutter, die beide ihre letzten Jahre mit Demenz lebten, habe ich immer wieder bemerkenswerte Sprüche und Gegebenheiten aufgeschrieben, wie sie ähnlich auch in Berichten und Büchern bekannter Autoren wie bei Arno Geiger in »Der alte König in seinem Exil«

zu lesen sind. Wenn ich sie mir heute nach so vielen Jahren vergegenwärtige, werde ich traurig, dass ich damals viel zu wenig ihren Humor dahinter gesehen habe, sondern eher ihre nachlassenden Fähigkeiten als Ursache für die skurrilen Begebenheiten.
Schwiegermutter sitzt am Tisch und hat wie immer ihre kleine graue Stoffkatze dabei. Wir wollen essen und sie sagt, dass die Katze auch etwas bekommen muss. Mein Mann und ich schauen uns an, schauen sie an. Sie schaut zurück und sagt dann ganz bestimmt, dass sie doch wüsste, dass es eine Stoffkatze sei, aber trotzdem!
Wie viel Selbstironie! Hätten wir es doch damals so sehen und herzhaft mit ihr lachen können.
Distanz – die eigene Situation von außen betrachten. Nur wenn man sich dazu auf den Weg macht, kann man es als pflegender Angehöriger schaffen, sich nicht von der Sorge um den Angehörigen mit Demenz »auffressen« zu lassen. Nur dann gewinnt man einen Blick dafür, dass man mit seinen Sorgen nicht allein ist, dass es auch andere gibt, die Ähnliches erleben. In einem gemeinsamen Kreis kann man die Unterstützung und Solidarität erfahren, die es einem möglich machen, immer wieder aufs Neue den Tag mit der Demenz zu leben. Und jetzt braucht es noch die Kraft und den Humor, mit heiterer Gelassenheit den Unzulänglichkeiten und Missgeschicken zu begegnen, die alltäglich sind beim Umgang mit Menschen mit Demenz. Was für ein idealer Zustand!
In der Realität kann man sich glücklich schätzen, wenn einem ein Teil davon gelingt. Es wäre so wundervoll und würde das gemeinsame Leben mit und trotz Demenz leichter machen, wenn mit heiterer Gelassenheit die Schwierigkeiten besser zu bewältigen wären.

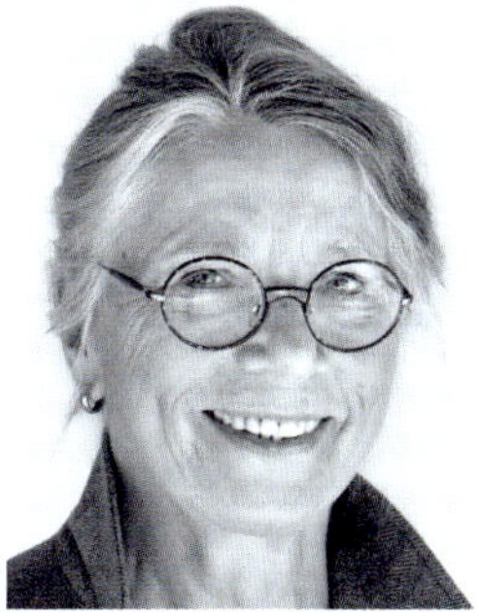
© privat

Heike von Lützau-Hohlbein

Jahrgang 1946, von Beruf Dipl.-Informatikerin mit eigenem IT-Beratungsunternehmen gewesen. Ihre Mutter und Schwiegermutter lebten mit Demenz. Seit 1990 ist sie ehrenamtlich in der Demenz-Selbsthilfe aktiv. Sie war Vorsitzende der Deutschen Alzheimer Gesellschaft e. V. Selbsthilfe Demenz, Berlin, 2001 bis 2015 und von Alzheimer Europe 2010 bis 2016. Sie ist Kuratoriumsvorsitzende der Deutschen Alzheimer Stiftung und Präsidentin der Alzheimer Europe Foundation. Sie wurde ausgezeichnet mit dem Bundesverdienstkreuz am Bande und bayerischen Staatsmedaillen.

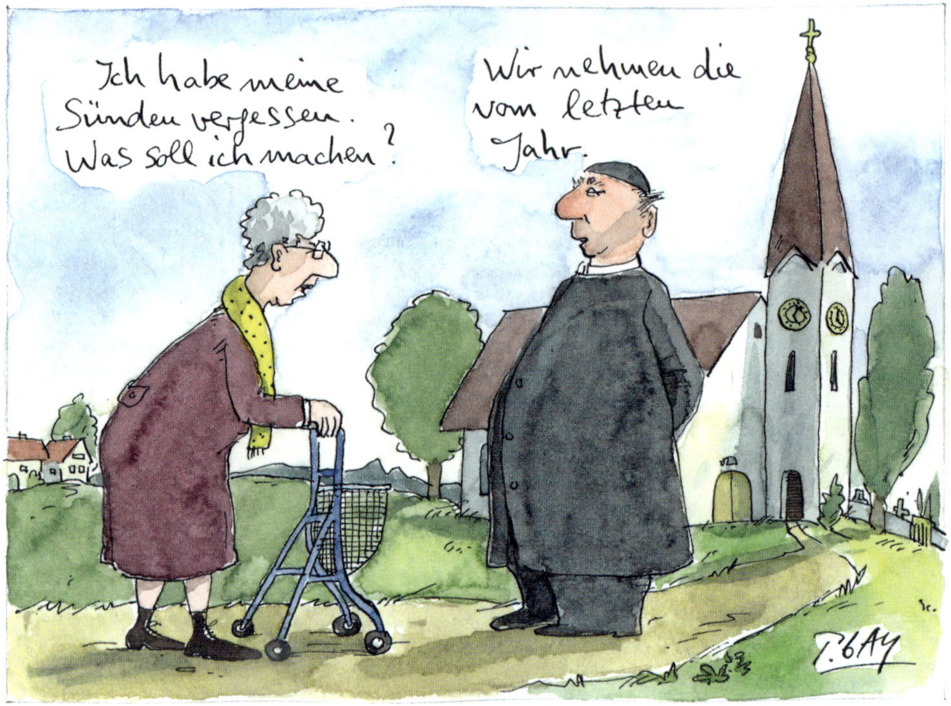

Der Kreislauf der Barmherzigkeit

von Margot Käßmann

Oh ja, der Mensch möchte immer stark, klar und selbstbewusst daherkommen. Uns allen fällt es schwer, Schwäche zuzugeben. Wer ist schon gern auf andere angewiesen?
So, wie ich die Bibel verstehe, gibt es eine Art Kreislauf der Barmherzigkeit. Wenn wir geboren werden, sind wir auf Hilfe angewiesen. Wir brauchen Menschen, die uns wickeln, die Sprache beibringen, den Weg ins Leben weisen. Dann hat hoffentlich jeder Mensch eine Phase der Stärke, in der er andere versorgen kann, leistungsfähig ist, in diesen Kreislauf all seine Gaben einbringt. Und eines Tages sind wir alle wieder angewiesen darauf, dass andere uns beistehen, versorgen und pflegen. Wenn wir das aber als Kreislauf

ansehen, muss sich niemand schämen, der auf Geben angewiesen ist und sich niemand rühmen, der gerade so stark ist, geben zu können. Wir sind alle Teil eines Miteinanders.

Die Geschichte des Jesus von Nazareth verstehe ich genau so: Er zeichnet eine Kontrastgesellschaft! Selig sind, die reinen Herzens sind, die Barmherzigen, die Sanftmütigen. Das sind eben gerade nicht die Starken und Durchsetzungsfähigen. Da geschieht im Evangelium eine Umkehrung der Werte einer an Gewinn orientierten Gesellschaft. Und am Ende begreift doch jeder Mensch, der auch nur kurz nachdenkt, dass all das, was wirklich zählt im Leben, nicht zu kaufen ist: Liebe, Zuwendung, Vertrauen, Freundschaft, familiäre Bindung.

Theologisch gesehen ist im Verletzlichen die Tiefe des Lebens zu finden. Jesus starb am Kreuz. Das Kreuz ist eben gerade kein triumphalistisches Herrschaftssymbol – oft genug wurde es so missbraucht. Nein, es zeigt, wie sehr Gott selbst Leid, Schmerz und Tod kennt.

Martin Luther meinte, er müsste Gott irgendwie genügen, gut genug sein, Buße tun, um von Sünde frei gesprochen zu werden. Seinen Beichtvater hat er geradezu genervt, weil er immer noch mehr Verfehlungen gefunden hat. Aber irgendwann hat er begriffen: Gott ist gar nicht dieser strafende alte Mann. Gott sagt dir Lebenssinn zu unabhängig davon, was du leisten kannst. Wer das wahrnehmen kann, ist im tiefsten Innern frei.

Und wer das wahrnimmt, begegnet Menschen, die mit Behinderungen, Einschränkungen, Demenz oder Alzheimer leben müssen, nicht herablassend, sondern auf Augenhöhe. Wer will denn den Wert eines Lebens messen? Wenn Ilse glücklich Ball spielt mit 86 und juchzt – ist das nicht lebenswert? Sie ist Kind Gottes und hat ihr ganz eigenes Recht auf Leben. Da freue ich mich mit ihr und werfe den Ball zurück.

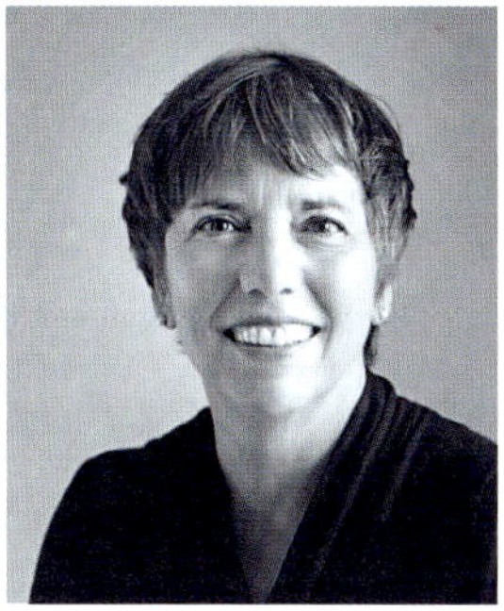

© Julia Baumgart Photography

Margot Käßmann

Die 1958 geborene Theologin, Pfarrerin und vierfache Mutter war bis 2010 Landesbischöfin der Evangelisch-Lutherischen Landeskirche Hannovers. Sie erhielt die Ehrendoktorwürde der Universität Hannover und war Vorsitzende des Rates der Evangelischen Kirche in Deutschland (EKD). Nach einer Gastprofessur an der Emory-Universität in Atlanta unterrichtete und forschte sie als Gastprofessorin für Ökumene und Sozialethik an der Ruhr-Universität Bochum (Max Imdahl-Gastprofessur). Bis 2018 war sie als Botschafterin des Rates der EKD für das Reformationsjubiläum tätig.

Mensch bleiben

von Malu Dreyer

Es ist wichtig, dass Menschen mit Demenz selbstbestimmt leben, sich sicher fühlen und Teil unseres gesellschaftlichen Miteinanders sind. Ich kann mich noch gut an eine für mich prägende Begegnung erinnern. Ich lernte, damals noch Sozialministerin, bei einem Pflegestammtisch in Trier eine ältere Dame mit Demenz kennen und sie hat mir in ihrem gepflegten Einzelzimmer voller heimlicher Freude ihre »Kruschtelschublade« gezeigt. Diese war mit ihren kleinen persönlichen Schätzen gefüllt. Damals habe ich verstanden, dass wir neben allen guten Bedingungen in der Pflege auch dafür sorgen müssen, dass Menschen in jeder Phase ihres Lebens über individuelle und selbstbestimmte Orte verfügen können.

Menschen mit Demenz leben in unserer Mitte. Ist in der Gruppe der 65- bis 69-Jährigen jeder Zwanzigste betroffen, ist es in der Gruppe der 90-Jährigen und älter jeder Sechste (DALZG 2022). Wir wissen, dass mit steigendem Alter die Risiken für eine Demenz steigen. Unsere Gesellschaft wird immer älter und damit werden wahrscheinlich immer mehr Menschen von Demenz betroffen sein. Dank verbesserter Diagnostik wissen wir zudem, dass Demenz auch jüngere Menschen betrifft.

Ein Leben mit Demenz ist für Betroffene, ihre Familien, Freunde und Nachbarn mit vielen schwierigen Situationen verbunden und häufig auch mit großen persönlichen Herausforderungen. Menschen mit Demenz verändern sich während ihrer »Reise in die Demenz« in ihrem Verhalten, in ihrem Verständnis von Zeit und Wirklichkeit. Sie nehmen Menschen und Dinge anders wahr, erinnern sich nicht mehr an gerade Gesagtes und manchmal erkennen sie vertraute Menschen nicht mehr. Diese Veränderung stellt Betroffene, Angehörige und Freunde oft vor große Herausforderungen und kann sogar Angst machen.

Als Zeichen für die Veränderung, die Menschen mit Demenz und ihr persönliches Umfeld erleben, haben wir in Rheinland-Pfalz den »Demenz-Koffer« gewählt. Mit einem Koffer treten wir eine Reise an, in ihn packen wir unsere Reiseutensilien und manchmal auch das eine oder andere Erinnerungsstück an unser Zuhause und unsere Liebsten. Über dieses Reisegepäck können wir ins gemeinsame Gespräch kommen und Geschichten erzählen. Der Koffer kann helfen, eine Brücke zwischen unseren Welten zu bauen. Es gibt immer wieder die verbindenden Momente, die ein Lächeln auf die Gesichter von Betroffenen, ihren Familien, Freunden und Alltagshelfer*innen zaubern.

Die Unterstützung von Menschen mit Demenz und ihren Angehörigen ist eine gesamtgesellschaftliche Aufgabe. In meiner Zeit als Sozialministerin in Rheinland-Pfalz habe ich 2003 eine der ersten großen Pflegeinitiativen auf den Weg gebracht. Mit »Menschen pflegen« wollte ich die Menschen in der Pflege in den Mittelpunkt stellen – diejenigen, die pflegen, genauso wie diejenigen, die gepflegt werden. Bis heute wird diese Initiative mit vielen Partner*innen erfolgreich umgesetzt.

Aktuell leben in Deutschland etwa 1,8 Millionen Menschen mit Demenz. In Rheinland-Pfalz sind schätzungsweise 84.000 Menschen an Demenz erkrankt. 70 Prozent aller Menschen, die mit der Diagnose leben, werden von Angehörigen gepflegt. Es bleibt deshalb wichtig, die Bedingungen für Menschen mit Demenz, aber auch für ihre Angehörigen zu verbessern. Das gelingt uns in Rheinland-Pfalz über eine gute Demenzstrategie, die im aktuellen Koalitionsvertrag unter »Pflege mitten im Leben« verankert ist.

Mit der am 1. Juli 2020 durch die Bundesregierung beschlossenen Nationalen Demenzstrategie werden die Ziele der rheinland-pfälzischen Demenzstrategie weiter gestützt. Es geht darum, die Öffentlichkeit für die Bedürfnisse von Menschen mit Demenz und ihrer Angehörigen zu sensibilisieren, wohnortsnahe Beratung anzubieten, Gesundheitskräfte zu qualifizieren, Versorgungskonzepte zu entwickeln und neue Wohnkonzepte für Menschen mit Demenz umzusetzen. Gesellschaft und Kommunen demenzfreundlich zu gestalten, ist und bleibt unser Ziel. Es ist gut, wenn in den vielen Diskussionen die Menschen im Fokus stehen. Nur im Miteinander kann ein gutes Leben gelingen. Um Menschen mit Demenz besser zu verstehen, ihnen aufmerksam und offen zu begegnen, sollten wir im Sinne der Aufforderung von Thomas Klie alle ein bisschen »dementisch« lernen.

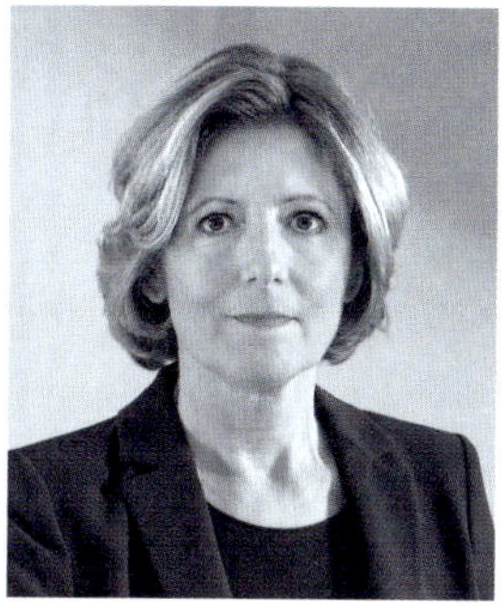

© Elisa Biscotti

Malu Dreyer

Jahrgang 1961, studierte in Mainz Anglistik und Theologie, wechselte dann zur Rechtswissenschaft und wurde 1991 Staatsanwältin in Bad Kreuznach, wo sie 1995 zur hauptamtlichen Bürgermeisterin gewählt wurde. Von 1997 bis 2002 war sie Dezernentin für Soziales, Jugend und Wohnen der Stadt Mainz. Der damalige Ministerpräsident von Rheinland-Pfalz, Kurt Beck, holte sie 2002 in sein Kabinett als Ministerin für Arbeit, Soziales, Familie und Gesundheit. Seit 2013 ist sie Ministerpräsidentin von Rheinland-Pfalz.

Zu guter Letzt

von Monika Kaus

Demenz – dieser eine Begriff umfasst eine Vielzahl von Symptomen, von Veränderungen und neuen Herausforderungen. Jeder Krankheitsverlauf ist individuell – ebenso individuell wie die Menschen, die mit einer Demenzerkrankung leben, ihre jeweiligen Lebenssituationen und die der Menschen, die ihnen nahestehen. Viele Menschen erkranken erst in hohem Alter an einer Demenz, andere stehen noch im Berufsleben. Die einen leben mit einem Ehe- oder Lebenspartner zusammen, oder sie können auf ein enges Netzwerk aus Familie und Freunden bauen, andere sind weitgehend auf sich alleine gestellt. Manche leben nach wie vor in dem Ort, wo sie geboren wurden oder sie den größten Teil ihres Lebens verbracht haben, andere sind wenig verwurzelt, sind vielleicht sogar aus einem anderen Land zugezogen und mit der Sprache und Kultur nur wenig vertraut. Je nach Region gibt es ein gutes Angebot an Hilfen und Unterstützung oder auch nicht. Bildung, finanzielle Verhältnisse, sexuelle Orientierung – Demenz kann alle betreffen, quer durch unsere Gesellschaft. Auch die Texte, die in diesem Buch versammelt sind, spiegeln die Vielfalt der Erfahrungen mit Demenz wider.

Als Selbsthilfeorganisation ist die Deutsche Alzheimer Gesellschaft im ständigen Kontakt mit Menschen mit Demenz, mit Angehörigen, mit Menschen aus pflegerischen, therapeutischen und beratenden Berufen, aber auch mit Vertreterinnen und Vertretern aus Politik, Verwaltung, Presse, Wissenschaft und vielen weiteren Bereichen. Immer wieder stellen sich uns aus unterschiedlichen Perspektiven die Fragen: Wie kann es gelingen, dass auch Menschen, die an einer Demenz erkrankt sind, dazu gehören, mittendrin sind in dem sozialen Leben ihres Umfelds und der Gesellschaft insgesamt? Wie gelingt es, dass sie auch im fortschreitenden Verlauf der Erkrankung eine gute Lebensqualität haben können? Welche Bedingungen braucht es, damit An- und Zugehörige genügend Aufmerksamkeit und Unterstützung erfahren, damit sie nicht in Isolation und Überforderung geraten? Die Antworten auf diese Fragen können nur im Dialog mit allen Beteiligten gefunden werden. Deshalb ist die Nationale Demenzstrategie, an der Akteure aus den verschiedensten gesellschaftlichen Bereichen beteiligt sind, ein Weg in die richtige Richtung. Sie macht deutlich, dass eine demenzfreundliche und inklusive Gesellschaft nur im Zusammenwirken aller gelingen kann. Doch auch hier gibt es noch großen Verbesserungsbedarf: An vielen Stellen sind die vorgesehenen Maßnahmen wenig verbindlich und in großen Teilen fehlt es an einer entsprechenden Finanzierung. Aber nur, wenn der Staat – also die Gesellschaft – bereit ist, gute Konzepte flächendeckend und nicht nur in Modellprojekten zu finanzieren, wird sich auch für die Menschen spürbar etwas verändern.

»Humor ist, wenn man trotzdem lacht«, wie es so schön heißt. Gründe, aus denen man »trotzdem« lachen muss, gibt es im Alltag mit Demenz reichlich. Wichtig ist, dass man gemeinsam lachen kann und nicht übereinander gelacht wird. Peter Gaymanns Cartoons zeigen wunderbar, wie das geht. Auch den Menschen, die sich für ein besseres Leben mit Demenz engagieren, tut eine Portion Humor immer wieder gut. Nur so lassen sich Nachrichten über den Pflegenotstand oder das Ausbleiben von versprochenen Gesetzesreformen immer wieder ertragen, ohne den Mut zu verlieren.

Solange es kein Mittel gibt, das Demenzen verhindern oder heilen kann, bleibt es unser aller Aufgabe, das Leben mit Demenz gut zu gestalten. Jede und jeder kann sich informieren – zum Beispiel in einem Demenz Partner-Kurs –, sich ehrenamtlich oder nachbarschaftlich engagieren und vor allem in seinem persönlichen Umfeld aufmerksam sein und Menschen mit Demenz aktiv einbeziehen.

Es geht darum, den Menschen zu sehen, nicht zuerst die Demenz!

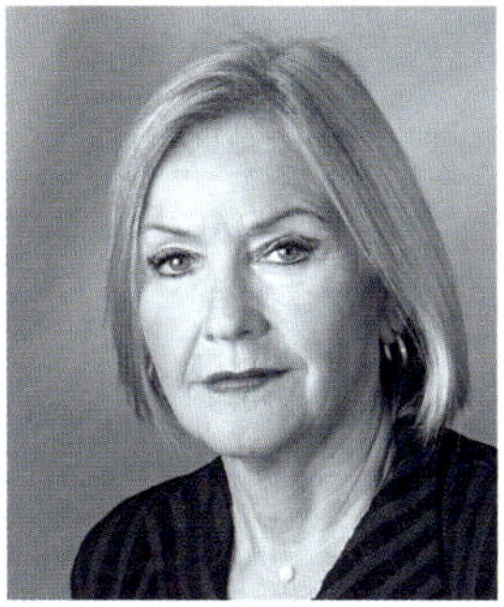

© privat

Monika Kaus

Jahrgang 1950, Bankkauffrau, Mutter lebte 22 Jahre mit einer Demenz vom Typ Alzheimer, seit 1999 ehrenamtlich in der Demenz-Selbsthilfe aktiv, seit 2006 im Vorstand der Deutschen Alzheimer Gesellschaft e.V. Selbsthilfe Demenz, Berlin und seit 2015 1. Vorsitzende.
Ausgezeichnet mit dem Verdienstkreuz 1. Klasse des Verdienstordens der Bundesrepublik Deutschland und der Bürgermedaille in Gold der Stadt Wiesbaden.

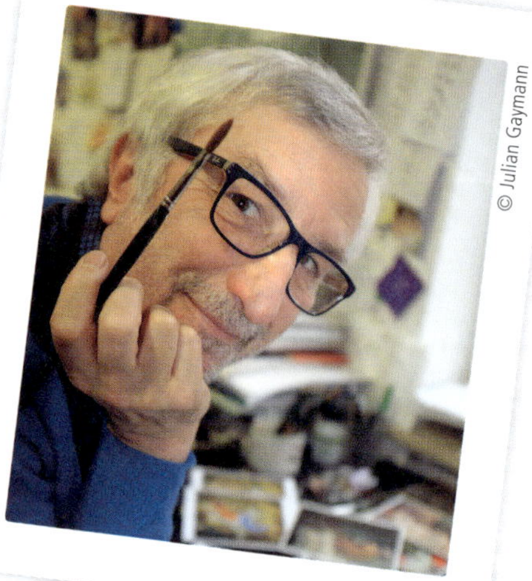

© Julian Gaymann

Peter Gaymann

Geboren 1950 in Freiburg im Breisgau, lebt, nach mehrjährigen Aufenthalten in Rom und Köln, nun als freier Zeichner in Schäftlarn am Starnberger See. Über 100 Bücher sind von und mit ihm erschienen, viele seiner Publikationen wurden Bestseller. Peter Gaymanns Markenzeichen sind die Hühner, die mit dem Kürzel P.GAY in Zeitschriften und Zeitungen, auf Postkarten, Kalendern, Postern und Radierungen der breiten Öffentlichkeit bekannt sind. In der Frauenzeitschrift »Brigitte« veröffentlichte er über drei Jahrzehnte regelmäßig »Die Paar Probleme«. Gaymanns Zeichnungen sind in vielen Ausstellungen im In- und Ausland zu sehen.

Literaturverzeichnis

Das Literaturverzeichnis steht zum Download unter https://www.medhochzwei-verlag.de/Werke/Demensch/Demensch_Literaturverzeichnis.pdf zur Verfügung.

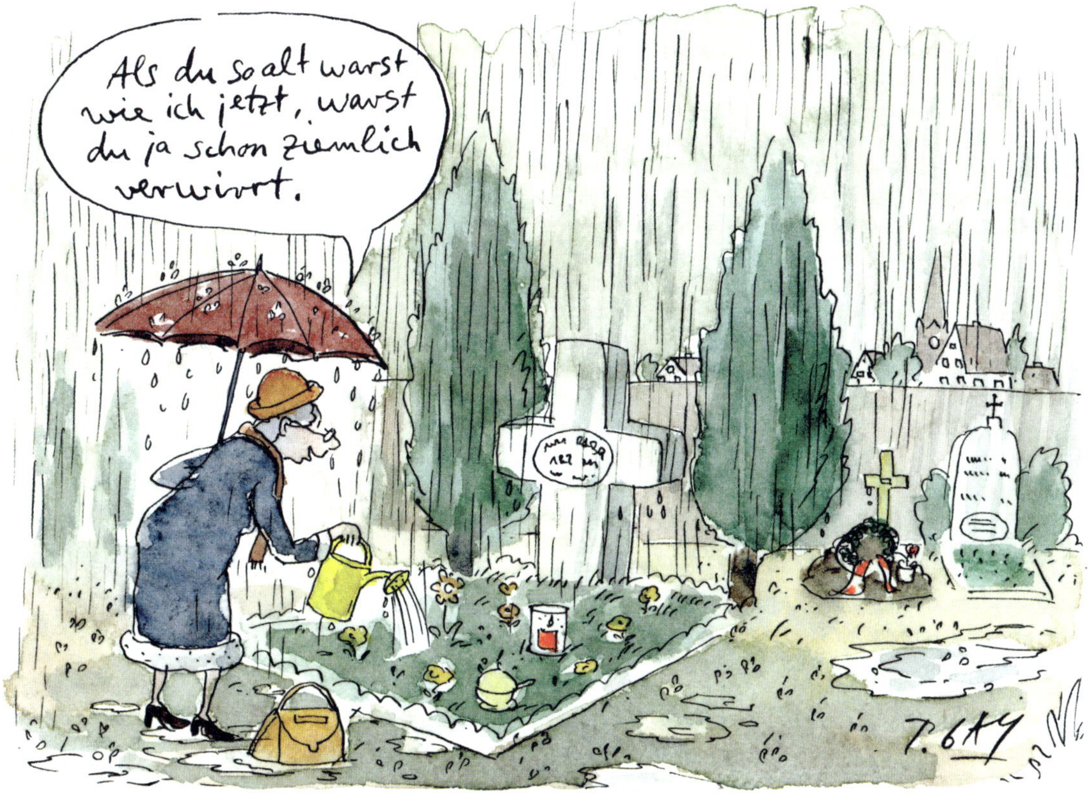